Gisela Hoffmann / Richard Ebert · Krank durch Narben

W0188386

Gisela Hoffmann / Richard Ebert

KRANK DURCH NARBEN

Gesund durch Narbenentstörung
und Energieausgleich

TURM -VERLAG   BIETIGHEIM/WÜRTT.

2. erweiterte Auflage

ISBN 3-7999-0252-X
© 1997 by Turm-Verlag, 74308 Bietigheim/Württ.
Alle Rechte vorbehalten
Umschlag: Creativ GmbH Ulrich Kolb
Gesamtherstellung: Otto W. Zluhan, Bietigheim

Inhalt

Es gibt viele Dinge zwischen Himmel und Erde, von denen sich unsere Schulweisheit nichts träumen läßt.

Shakespeare

Vorwort

„Krank durch Narben" ist ein Buchtitel, der jeden ansprechen sollte, denn wer von uns holt sich nicht im Laufe seines Lebens irgendwann einmal eine solche Schramme? Wieso kann man aber durch Narben krank werden?

Diese Frage ist in Deutschland erstmals von den beiden Brüdern und Ärzten Ferdinand (1891-1966) und Walter (1897-1974) Huneke im Jahre 1925 durch die Begründung der Neuraltherapie wenigstens teilweise beantwortet worden. Allerdings gingen die Brüder Huneke primär von herdbedingten Beschwerden aus und spritzten Impletol in und um den vermuteten Herd, z. B. in die Gaumenmandeln, um rheumatische Beschwerden zu lindern oder sie sogar zu beseitigen.

Jahre später nahm sich der frühere Bauingenieur und spätere Masseur Willy Penzel (1918-1985) der gleichen Frage an, allerdings ohne in der Anfangsphase seiner Forschungen von den Bemühungen und Ergebnissen der Hunekes gewußt zu haben. Penzel beschäftigte sich seit 1955 mit der chinesischen Akupunkturlehre und entwickelte daraus und aus den Elementen der klassischen Massage die auch für den Masseur und Krankengymnasten anwendbare AKUPUNKT-MASSAGE nach Penzel. Dabei fielen Penzel immer wieder Gesetzmäßigkeiten auf. So bemerkte er beispielsweise, daß sehr viele Patienten unter rechtsseitigen Kopf- oder Migräneschmerzen litten. Wenn er dann dafür sorgte, daß die durch eine Blinddarm- oder Gallenblasenoperation entstandene Narbe für den Energiefluß wieder frei und durchgängig wurde, traten die vorher immer wieder aufflammenden lästigen Beschwerden seltener oder überhaupt nicht mehr auf.

Zur Erklärung: Nach Auffassung der chinesischen Akupunktur-Ärzte fließt in den Meridianen (Energieleitbahnen) die alle Zellen,

Gewebe und Organe versorgende eigentliche Lebensenergie. Da diese Erscheinungen gehäuft beobachtet werden konnten, erkannte Willy Penzel die Zusammenhänge zwischen der durch Narbenbildung bedingten Energieflußstörung in den Meridianen und den körperlichen Symptomen. Als Beispiel: Nach Schnitt in den linken Zeigefinger linksseitige Schulterschmerzen; nach Tritt mit dem rechten Fuß in eine Glasscherbe rechtsseitige Knieprobleme; nach Schilddrüsenoperation beidseitige Rückenschmerzen; nach Kaiserschnitt-Entbindung periodisch auftretende Kopfschmerzen; nach Brustamputation Ödembildung, usw.

Was lag nun näher, als nach Möglichkeiten zu suchen, die Narben als krankheitsauslösenden Faktor möglichst auszuschalten? Inzwischen lernt jeder Teilnehmer der Kurse „AKUPUNKT-MASSAGE nach Penzel", störende Narben sofort zu erkennen und für den Energiefluß wieder durchgängig zu machen. Zu diesen Kursen sind Ärzte, Heilpraktiker, Physiotherapeuten (Krankengymnasten), Masseure, Krankenpfleger, Krankenschwestern und medizinische Bademeister zugelassen.

Es ist das Verdienst der Krankengymnastin Gisela Hoffmann, Bad Wörishofen, und des Heilpraktikers Richard Ebert, Olching, diese Erkenntnisse einer breiten Öffentlichkeit bekannt zu machen. Sie beschreiben eindrucksvoll entsprechende Fälle aus ihrer eigenen langjährigen Praxis.

Im Interesse der Patienten ist es zu wünschen, daß die Mediziner aller Disziplinen sich über dieses wichtige Gebiet informieren und für einen Dialog offen werden. Denn letztlich geht es um die Gesundheit der Menschen, die heute mehr denn je gefährdet ist. Orientieren wir uns an dem Naturforscher, Arzt und Philosophen Paracelsus: Der Arzt hat nur eine Aufgabe, zu heilen, und wenn ihm das gelingt, ist es ganz gleichgültig, auf welchem Wege es ihm gelingt.

In diesem Sinne appelliere ich vor allem an die heutigen Medizinstudenten und jungen Ärzte, die Aussage von Dr. med. Drumbl, Graz, zu beherzigen, der mir zu diesem Thema einmal schrieb: „Die Kenntnis der Energielehre wäre für die ganze Medizin, besonders für die Ärzte, von großem Vorteil. Durch Beachtung dieser Gesetze bei Behandlungen von akuten Krankheiten käme es seltener zum Chronischwerden. Ein Arzt, der die Energielehre kennt, würde bei Injektionen nur da hineinstechen, wo man hineinstechen darf. Ein Chirurg würde den Hautschnitt so anlegen, daß Narben nicht die Energiebahn unterbrechen und dadurch eine Kette von chronischen Beschwerden erzeugen ... Die Kenntnis der Energielehre gibt uns auch eine Aufklärung über bisher ungeklärte Erscheinungen, warum die Neuraltherapie mal Erfolg hat und mal nicht ...“

Abschließend noch eine grundsätzliche Feststellung: Mit diesem Buch soll und will nicht der Eindruck erweckt werden, daß man nun den Stein der Weisen gefunden hätte, daß man z. B. den Ausbruch bestimmter Krankheiten mit Sicherheit verhindern könne, wenn man nur dafür sorgen würde, daß die Narben den Energiefluß nicht mehr behindern. Nein, so einfach ist es nicht. Der Ausbruch einer Krankheit ist immer die Folge verschiedener und komplexer Vorgänge im Körper, die oftmals nur schwer nachzuvollziehen und zu durchschauen sind. Daraus resultiert, daß auch die Therapie nicht immer ganz einfach ist.
Beim Bemühen, den Ursachen von Krankheiten auf die Spur zu kommen, sollte immer bedacht werden, daß Narben nur eine von mehreren in Frage kommenden Störfaktoren sein können. Aber die Möglichkeit einer Blockade des Energieflusses ist sofort in Betracht zu ziehen, wenn für Beschwerdebilder, wie z. B. bei der vegetativen Dystonie (unklare Beschwerden des Allgemeinbefindens), keine plausible Erklärung gefunden wurde oder die bisherigen therapeutischen Bemühungen nicht den gewünschten Erfolg gebracht haben.
Um andere Krankheiten auszuschließen, muß der Patient in jedem Falle einen Arzt oder Heilpraktiker konsultieren; eine Nar-

benbehandlung sollte nie ohne seine Befürwortung unternommen werden.

Wenn dieses Buch dazu beiträgt, daß die Erkenntnisse über Narben in Zukunft häufiger und unter Umständen frühzeitiger in die therapeutischen Überlegungen des Arztes einbezogen werden und Sie als vielleicht Betroffener sensibilisiert und Ihren Therapeuten gegebenenfalls auf dieses wichtige Buch aufmerksam machen, dann hat es seinen Zweck erfüllt.

Ich danke deshalb Frau Gisela Hoffmann und Herrn Ebert für ihre segensreiche Arbeit, die aufzeigt, was alles noch zum Wohle vieler Patienten getan werden kann.

Heyen,
im Frühjahr 1997

Günter Köhls
Vorsitzender des Internationalen
Therapeutenverbandes
AKUPUNKT-MASSAGE nach Penzel e.V.

Die Lehre von den Meridianen im Licht der Wissenschaft

Lange Zeit wurde in unserem naturwissenschaftlich orientierten mitteleuropäischen Land, wo alles gemessen, gewogen und bewiesen werden möchte, die Existenz der unsichtbaren Meridiane (Energieleitbahnen) geleugnet. Heilen durch Akupunktur, in China seit über 5000 Jahren praktiziert, konnte sich daher bei uns nur schwer durchsetzen. Inzwischen ist auf diesem Gebiet ein erfreulicher Sinneswandel zu beobachten. Bereits 90 Prozent aller schmerztherapeutischen Einrichtungen in Deutschland wenden die Akupunktur als zusätzliches Verfahren an, was nicht zuletzt dem erfolgreichen Bemühen westlicher Forscher zu verdanken ist.

So ist es u. a. zwei Wiener Wissenschaftlern des Ludwig-Boltzmann-Instituts, Dr. Peter Kokoschinegg und Dr. Michael Krätlinger, gelungen, dem Geheimnis der Meridiane über die Messung der elektrischen Potentiale bzw. Ladung auf die Spur zu kommen und deren Vorhandensein nachzuweisen.

„Die Beweisführung war nach Angaben der beiden Wissenschaftler überaus schwierig, da man bisher immer nur versucht hatte, dem Geheimnis der Meridiane über die Messung des elektrischen Widerstandes, also nicht der Ladung, auf die Spur zu kommen. Dieser Parameter aber wird durch viele Faktoren beeinflußt, die nichts mit der Akupunktur gemeinsam haben. Erst die Messung der elektrischen Potentiale brachte jetzt den Durchbruch." (Frankfurter Rundschau vom 22. 7. 1978)

Was bei der Therapie durch Akupunktur längst erkannt worden ist, nämlich daß bei Reizung eines Akupunkturpunktes alle anderen auf diesem Meridian gelegenen Punkte reagieren, wird durch die Änderung des elektrischen Potentials nun verdeutlicht. Reizt man z. B. den Ursprung des Blasenmeridians am Auge, werden alle Punkte, die darauf liegen, in seinem gesamten Verlauf bis hin zur kleinen Zehe angesprochen.

Die Meridiane sind heute auch schon optisch mittels der Kirlian-Fotografie (Hochfrequenz-Fotografie) darzustellen. Das russische Ingenieur-Ehepaar Kirlian hat erstmals die für das menschliche Auge unsichtbare Energie sichtbar gemacht. Anhand eines farbigen Strahlenkranzes, Korona genannt, an Finger- und Zehenkuppen lassen sich Rückschlüsse auf die energetische Situation des Organismus ziehen, denn Krankheit verändert die Korona. Die Kirlian-Fotografie wird heute von vielen Ärzten und Heilpraktikern zu Diagnosezwecken herangezogen.

Nach einem Bericht in der Zeitschrift „Neue Ärztliche" vom 7. November 1985 gelang es im Pariser Necker-Krankenhaus den Wissenschaftlern de Vernejoul, Albrede und Darras erstmalig die tatsächliche Existenz der Meridiane in einer von der Wissenschaft allgemein akzeptierten Form darzustellen. Sie injizierten 80 Krankenhauspatienten und 50 gesunden Kontrollprobanden Technetium 99 (ein Radionuklid, das sonst in der Schilddrüsendiagnostik Verwendung findet) in die Anfangspunkte von Meridianen und wiesen durch Szintigraphen nach, daß sich das Technetium 99 nur im Verlauf der Meridiane ausbreitete, in deren Anfangspunkte die Injektionen erfolgt waren. Das Radionuklid folgte ausschließlich den empirisch beschriebenen Meridianwegen und nicht den Blutbahnen, Lymphwegen und Nervenfasern.

Im russischen Nowosibirsk haben Forscher am Institut für Klinische und Experimentelle Medizin in mehrjähriger Arbeit den Beweis erbracht, daß die Meridiane auch Lichtleiter sind. Das Licht pflanzt sich jedoch nur über ganz bestimmte Stellen des Meridians fort, und zwar ausschließlich über die bekannten Akupunkturpunkte, die auf den Meridianen liegen. Befand sich die Lichtquelle (z. B. Lampenlicht) auch nur wenige Millimeter vom Akupunkturpunkt entfernt, ließ sich die Weiterleitung des Lichts zu anderen Punkten am Fotodetektor nicht mehr nachweisen (aus „raum und zeit" 35/1988). Empfangs- und Sendeantennen für Lichtstrahlen liegen demnach auf den Meridianen. Exakt an den Akupunkturpunkten findet man doppelt so viele Rezeptoren (reizaufnehmende Organe) pro Quadratmillimeter wie an den anderen Meridianstellen. Mit diesen Entdeckungen hat das Meridiansystem für die Medizin eine fast revolutionäre Aufwertung und neue Existenzbestätigung erfahren und allen denen den Wind aus den Segeln genommen, die die Akupunktur zu den okkulten Praktiken zählen und ihren wissenschaftlichen Wert leugnen.

Neben der traditionellen Nadelakupunktur werden heute auch andere Verfahren gelehrt, z. B. die Auriculo(Ohr)-Akupunktur, die Laser-Akupunktur oder die Elektroakupunktur (EAP) nach Dr. R. Voll sowie die bioelektronische Funktionsdiagnostik (BFD). Bei der EAP wird der Widerstand der Akupunkturpunkte durch elektrischen Strom gemessen.

Durch die von der Norm abweichenden Meßwerte lassen sich klare Aussagen über Krankheit und Gesundheit machen und wertvolle Einsichten in die Wechselwirkung von Herdzähnen und Organschäden gewinnen. So kann man auch über elektrische Meßwerte die Verträglichkeit des verwendeten Zahnfüllmaterials testen, devitale (tote) Zähne erfassen und die oft viel zu hohen elektrischen Spannungen im Mund nachweisen. Das Spannungsfeld zwischen verschiedenen Metallen im Mund kann bis zu 900 Millivolt erreichen; 20 Millivolt sind normal!

Die EAP und die BFD werden heute von vielen Ärzten, Zahnärzten und Heilpraktikern zu Diagnosezwecken und zum Austesten der Medikamente herangezogen und ermöglichen so eine Früherkennung von Krankheiten. Nach Herdsanierung oder nach entsprechenden Medikamentengaben läßt sich ein Therapieerfolg meßtechnisch sofort nachweisen. Die Therapie über die Elektroakupunktur ist nicht minder wirkungsvoll als die klassische Nadel-Akupunktur.

So fügen sich fernöstliche Weisheit und moderne Technik zu einem harmonischen Ganzen. Man kann nicht umhin, die alten Chinesen zu bewundern, die schon einen „Kreislauf der Energie" lehrten, der zur Grundlage unserer heutigen Meridian- und Akupunkturlehre wurde.

Das Kreislaufsystem der Meridiane und ihre Funktion im menschlichen Körper

Allen Kreisläufen, dem Blut-, dem Lymphkreislauf und dem Nervensystem übergeordnet, ist das vierte Kreislaufsystem, der Meridiankreislauf. In den paarig angelegten 12 Meridianen (insgesamt 24, jeweils 12 für die Körper-Vorder- und -Rückseite) kreist die Lebensenergie. Sie ist unter verschiedenen Namen bekannt: Bio-Energie, Od, Vitalenergie, Ätherenergie, Bioplasma, Orgon. Die Inder nennen sie „Prana" und die Chinesen „Tsri". Zwei zusätzliche Gefäßmeridiane verlaufen über die vordere und hintere Körpermitte und *heißen Konzeptionsgefäß und Gouverneurgefäß.* Beide üben im Meridiansystem eine Kontrollfunktion aus.

Über die Meridiane werden alle Körperteile, Organe, Drüsen und Bindegewebe mit der nötigen Energie versorgt. Die Namen der Meridiane geben einen Hinweis auf ihr jeweiliges Wirkungsfeld: *Herz, Dünndarm, Blase, Niere, Kreislauf, Drei-Erwärmer, Galle, Leber, Lunge, Dickdarm, Magen, Milz-Pankreas.* In dieser Reihenfolge gibt ein Meridian an den nachfolgenden die Energie weiter. Fällt nur ein Meridian aus, so sind die nächsten zwangsläufig energetisch unterversorgt, während der vorhergehende gestaut ist. Sowohl Energiestau als auch Energieverlust können Schmerzen auslösen. Ein Mangel an Lebensenergie führt immer zu Krankheit und letztlich zum Tod.

Zu viel – zu wenig Energie

Nach der Lehre von den Meridianen bedeutet demnach jede Krankheit eine Störung im Energiefluß – entweder Energiefülle oder Energieleere in einem oder mehreren Körperabschnitten oder Organen. Hat man beispielsweise nach Auflegen eines Heusackes oder einer Fangopackung (beides führt Wärme (Energie)

18

zu) mehr Schmerzen als vorher, so ist dies ein Hinweis auf eine Energiefülle in dem betreffenden Körperteil. Warme Anwendungen sind in diesem Fall schädlich. Auch bei einem verstauchten Fuß, der angeschwollen und heiß ist, handelt es sich um einen Füllezustand. Jede noch so geringe Entzündung geht immer Hand in Hand mit einer vermehrten Energieaufladung! Dagegen weisen ein chronischer Kaltfuß oder die meisten Fälle von Arthrose des Kniegelenks auf Energieleere hin, auf eine degenerative Gelenkerkrankung, weswegen sich der Zustand bei Kälte verschlechtert. Ist das Gleichgewicht zwischen „zu viel" und „zu wenig" Energie oder, in den Begriffen der Chinesen ausgedrückt, zwischen „Yin" und „Yang" wiederhergestellt, ist der Mensch gesund.

Yin und Yang

Diesen beiden Begriffen wird der Leser noch öfter begegnen, daher hierzu folgende Erklärung:
Ohne das Wechselspiel der Polarität (Gegensätzlichkeit) wäre ein Leben auf unserem Planeten undenkbar. So kennen wir die Gegensätze Sommer-Winter, Tag-Nacht, heiß-kalt, hell-dunkel, männlich-weiblich, süß-sauer usw., die wir nach Darstellung der Chinesen auch im Yin und Yang wiederfinden. *Yin*, der eine Pol, bedeutet Erde, *Yang*, der andere, bedeutet Himmel. Zwischen diesen beiden Polen lebt der Mensch. Mit *Yin* ist auch das Empfangende gemeint, das Mütterliche, das Weibliche, das Bewahrende, das Passive, das Kalte, mit *Yang* das Zeugende, das Männliche, das Väterliche, das Aktive, die Sonne, der Tag, das Feuer, der schöpferische Geist, um nur einige Attribute der Yin- und Yang-Eigenschaften zu nennen. Mann und Frau besitzen sowohl Yang- wie Yin-Qualität. Sind diese beiden gegensätzlichen Pole Yin und Yang, die, wohlgemerkt, völlig gleichwertig

sind, in Harmonie gebracht, bedeutet das Gesundheit und innere Ausgeglichenheit.

Übertragen auf die Meridiane unterscheiden wir auch hier zwischen bipolaren Energieformen, den aktiven *Yang*-Meridianen, die auf der Körperrückseite verlaufen (der Magenmeridian ausgenommen), und den passiven *Yin*-Meridianen auf der Körpervorderseite. Alle 24 Meridiane stehen in Wechselbeziehung zueinander und ergänzen sich gegenseitig zu einer Einheit.

AKUPUNKT-MASSAGE nach Penzel – die energetische Heilmethode

Aus der Akupunkturlehre hat Willy Penzel in fast dreißigjähriger Forschung eine spezielle Massagetechnik für die Meridiane entwickelt. Man nennt sie AKUPUNKT-MASSAGE *(APM)* nach Penzel. Sie ist eine außergewöhnlich wirksame Behandlungsmethode, da hier über den Energiekreislauf, also über das Steuerungssystem, therapiert wird.

Man zieht mit der Fingerkuppe oder zur Entlastung der Hand mit einem Metallstäbchen (APM-Stab) auf dem geschwächten Meridian in Richtung Energiefluß von dessen Ursprung bis zu seinem Endpunkt. Dieser sanfte, doch gezielte Reiz auf der Hautoberfläche bewirkt, daß der Körper seinen Energiehaushalt neu reguliert. Der geschwächte Meridian wird mit Energie aufgeladen (Tonisierung); dafür gibt z. B. der Brudermeridian, auf der anderen Körperseite, die entsprechende Menge Energie ab (Sedierung). Durch diese Umverteilung bzw. den Austausch von Energie läßt sich jeder Fülle- oder Leerezustand in den Meridianen ändern und das energetische Gleichgewicht wiederherstellen, das durch eine falsche Ernährung, Umweltgifte oder Unfälle in Unordnung und Disharmonie geriet. Bei diesem Verfahren wird der Meridian in seinem gesamten Verlauf, der bei allen Menschen gleich ist, massiert und, wie Akupunkturärzte bestätigen, damit oft ein länger anhaltender Erfolg erreicht als nur mit der Akupunktur.

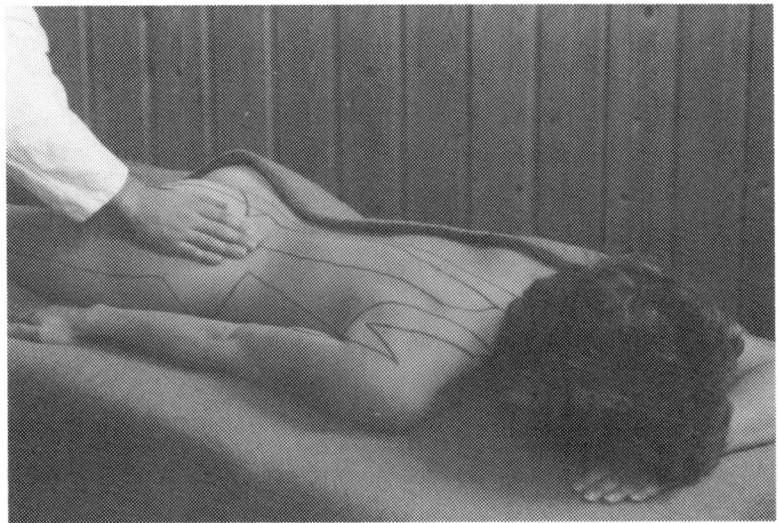

Ein die Theorie beweisendes Experiment

Mit folgender eindrucksvoller Demonstration wird in den APM-Kursen die Wirkung der Akupunkt-Massagen deutlich gemacht: Einem Kursteilnehmer wird durch Energieverlagerung von einem Bein in das andere so viel Energie entzogen, daß er nicht mehr gehfähig ist. Erst nachdem das energieleere Bein wieder energetisch aufgeladen ist, kann der Proband wieder gehen. „Man kann mit den Gesetzen der Energielehre wie in der Elektrotechnik den Energiefluß einschalten, ausschalten, verlagern, umverteilen und die Versuche beliebig oft wiederholen" (Dr. Drumbl).
Anstelle der bekannten Nadelung werden nach Penzel zusätzlich spezifische Hautpunkte, die auf den Meridianen liegen, mit Vi-

brationen gereizt. Die APM n. P. ist daher keine lokale, sondern eine Ganzheitsbehandlung, weil sie den ganzen Körper in die Therapie einbezieht. „Daß dies nicht nur Theorie ist, beweist die tägliche Arbeit an Patienten, bei denen die klassischen Untersuchungsmethoden, die auf den materiellen Körper ausgerichtet sind (Laborwerte, Röntgenverfahren), keine objektivierbaren Befunde ergeben und die dann oftmals unter den Sammelbegriffen 'Vegetative Dystonie' oder 'psychosomatische Beschwerden' eingeordnet werden. Der stoffliche Körper ist bei diesen Patienten 'sozusagen gesund', sie leiden aber nichtsdestoweniger an verschiedenen funktionellen vegetativen Störungen und fühlen sich krank. Medikamente, die ein chemisches Wirkprinzip aufweisen, schaden bei diesen Patienten oft mehr als sie nützen. Die Therapie sollte deshalb nicht am stofflichen Körper, sondern mit der APM n. P. am energetischen Steuerungssystem ansetzen" (Johannes Müller, APM-Lehrer).

Schmerztherapie mit APM

Die APM erschließt bei folgenden Erkrankungen bisher nicht zu erreichende therapeutische Möglichkeiten: Migräne, Neuralgien, Erkrankungen der Atemwege, Schlafstörungen, Verdauungsproblemen, Durchblutungsstörungen, Sportverletzungen (Ödeme), Suchtkrankheiten, Erkrankungen des rheumatischen Formenkreises, Wirbelsäulenbeschwerden, Erkrankungen der großen und kleinen Gelenke, bei allgemeinen akuten und chronischen Schmerzzuständen. Letztere erfordern oft zeitraubende Behandlungsserien und lassen sich in vielen Fällen weder durch medikamentöse noch durch physikalische Therapien beeinflussen. Man schätzt, daß etwa 9 Millionen Bundesbürger an chronischen Schmerzen des Kopfes, der Wirbelsäule, der Gelenke oder an Schmerzen nach Operationen, Verletzungen und Tumoren leiden, bei welchen jede ärztliche Kunst versagt. (1991) Nur die ständige Einnahme von Schmerzmitteln kann solchen bedauernswerten Patienten Linderung bringen, was jedoch die Gefahr in sich birgt, daß Folgekrankheiten wie etwa schwere Leber- und Nierenschäden oder auch Süchtigkeit und psychische Leiden auftreten können. Hierzu die Meinung von Prof. Michael Zenz, Nürnberg: „Über 90 % der auf dem Markt angebotenen Schmerzmittel sind ohne jeglichen Nutzen, sie haben z.T. ein hohes Suchtpotential, aber nur eine geringe Wirkung". – Im Gegenteil, ständig eingenommene Schmerzmittel erhöhen sogar noch die Schmerzempfindlichkeit wie z.B. häufig bei Migräne. Hier hilft überraschenderweise oft nur ein totaler Entzug aller Schmerzmittel. Die nachfolgende Verschlimmerung der Schmerzen ebbt allmählig ab und in 70 % der Fälle erreicht man daraufhin Schmerzfreiheit! (Kneippblätter.93-9) Etwa 3000 Personen hierzulande nehmen sich unerträglicher Schmerzen wegen jährlich das Leben! Die volkswirtschaftlichen Kosten für Schmerzpatienten werden in Deutschland im Jahr auf 30 bis 40 Milliarden Mark geschätzt. Das sollte zu denken geben.

Hier hat die APM n. P. erstaunliche Erfolge aufzuweisen. Meist können Patienten durch eine Harmonisierung ihres Energiekreislaufes schon nach wenigen Behandlungen von ihren Schmerzen befreit werden.

Mit den Worten von Dr. med. R. Voll gesprochen, ist „Schmerz der Schrei des Gewebes nach fließender Energie". Es grenzt schon manchmal an ein Wunder, wenn langjährige, als therapieresistent geltende Beschwerden, wie zum Beispiel die schwere Hautkrankheit Neurodermitis, nach einigen Wochen Therapie mit der APM n. P. verschwinden. Sehr wirkungsvoll erweist sich die APM n. P. auch bei Heuschnupfen. In vielen Fällen wurden Patienten schon nach zwei bis fünf Behandlungen völlig beschwerdefrei. Sogar ein Fall von Elephantiasis wurde von einem Penzel-Therapeuten durch insgesamt 30 Sitzungen kuriert. Die lymphatischen Schwellungen und nekrotischen Veränderungen verschwanden vollständig, und die Haut der Unterschenkel sowie der Füße normalisierte sich wieder. Zusätzlich wurden nur ansteigende Fußbäder (Schiele-Fußbäder) gegeben.

Sollen solch spektakuläre Erfolge von Dauer sein, ist die Mithilfe des Patienten hierfür unbedingte Voraussetzung. Eine Zahnsanierung (Entfernung aller Amalgamfüllungen), gegebenenfalls Umstellung auf eine biologisch hochwertige Ernährung sowie gründliche Entgiftung des Körpers können notwendig sein.

Grenzen der AKUPUNKT-MASSAGE nach Penzel

Bei allen funktionellen Störungen kann die APM n. P. jede Heilbehandlung durch den Arzt oder Heilpraktiker wirksam unterstützen. Dennoch ist sie kein Allheilmittel. Dieser Methode sind überall dort Grenzen gesetzt, wo etwas zerstört ist, z. B. bei zerstörtem Nervengewebe nach Amputationen oder Querschnittslähmungen. In solchen Fällen läßt sich über Meridiane nichts oder bestenfalls nur noch wenig erreichen. Nach Querschnittslähmungen kann unter Umständen mit der APM das Gefühl für die Blasenentleerung erreicht werden, sofern noch leitfähiges Nervenrestgewebe vorhanden ist. Auch beim sogenannten „Phantomschmerz" ist manchmal noch Hilfe möglich. Der Amputierte hat Empfinden oder sogar Schmerzen an dem nicht mehr vorhandenen amputierten Glied. Mittels der Kirlian-Fotografie läßt sich das Phänomen des Phantomschmerzes auch erklären: Das feinstoffliche volle Energiefeld (Korona) des amputierten Gliedes ist nach wie vor in seinem vollen Umfang erhalten geblieben, so daß der Amputierte in vielen Fällen das Gefühl hat, das nicht mehr vorhandene Bein noch zu besitzen. Über die Narbenbehandlung und APM lassen sich in einigen Fällen die oft quälenden Phantomschmerzen beheben.

Den Behandlungserfolg einer APM n. P. muß man allerdings in Frage stellen, wenn bestimmte Medikamente mit dämpfendem Effekt, wie Psychopharmaka oder Corticoide, eingenommen werden. Ebenso kann die Anwendung der Hydrotherapie (Wasseranwendungen) den positiven Effekt der APM unter Umständen aufheben. Deshalb sollten die kalten oder heißen Wasseranwendungen sorgfältig mit der Meridianbehandlung abgestimmt werden. Dazu sind Kenntnisse des Arztes über den Verlauf der Meridiane von großem Nutzen.

Beispiel: Bei Schlafstörungen, die auf eine Energieverarmung der vorderen Körperseite hinweisen, würde eine energetische Aufladung des Rückens mit warmen Anwendungen und Massagen die Schlafstörungen verschlimmern. Besser wäre in diesem Fall ein Heusack oder eine andere warme Anwendung auf Leber oder Leib.

Zur Verbesserung der von den Patienten häufig angewandten beliebten Bürstenmassagen, die aber wenig Gewinn bringen, wenn sie nicht dem Verlauf der Meridiane entsprechen, lasse sich der Patient entsprechende gezielte Massagestriche zeigen. Die Mithilfe des Patienten ist in vielen Fällen erwünscht.

Bitte orientieren Sie sich nach der nachstehend dargestellten Massagerichtung:

Vorderseite   Rückseite

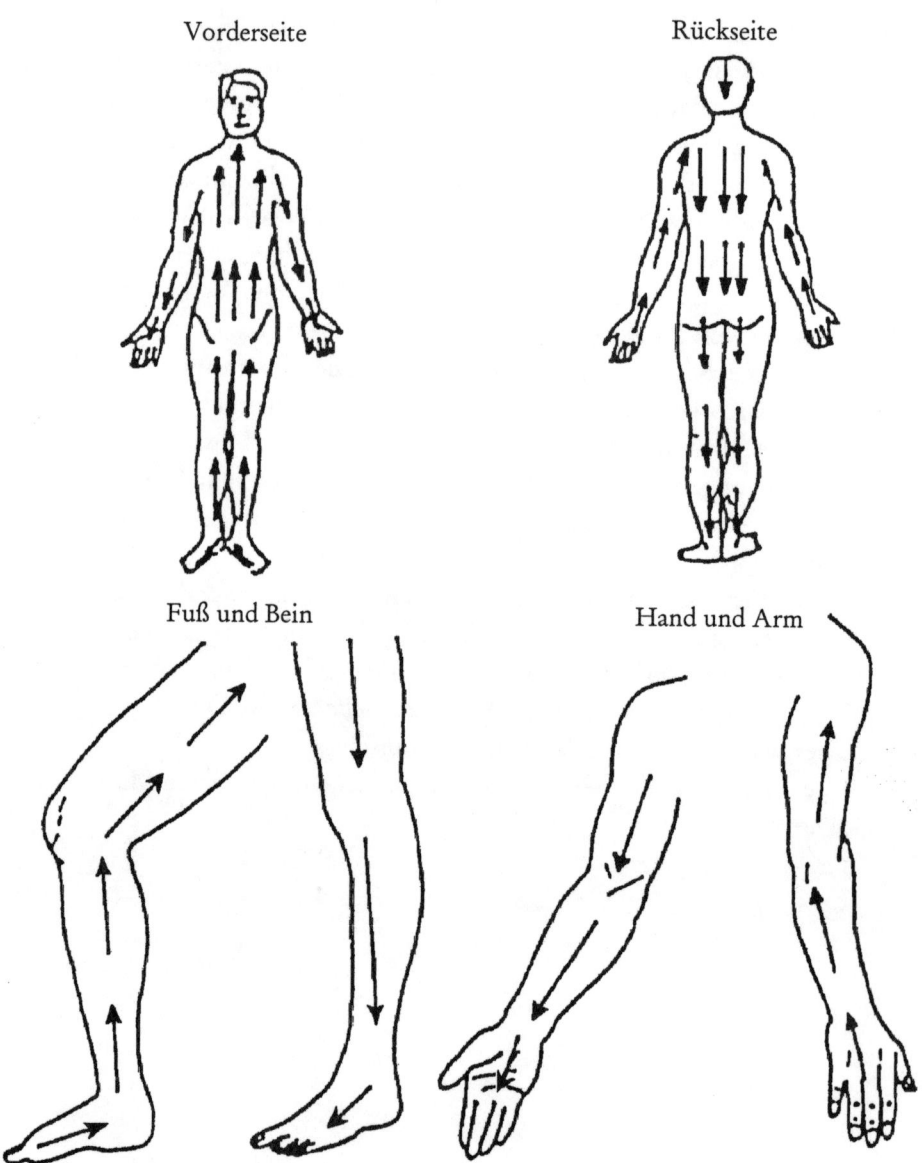

Fuß und Bein   Hand und Arm

Die AKUPUNKT-MASSAGE nach Penzel auf Erfolgskurs

Nach meinen mehrjährigen Erfahrungen mit der APM ist diese Behandlungsmethode im Bereich der bekannten Massagetechniken als eine geradezu epochale Entwicklung anzusehen. Ich bin davon überzeugt, daß die APM eine große Zukunft hat. Sie wird mit Sicherheit eines Tages die klassische Massage ablösen. Mit den beliebten muskulären Massagen kann man auch nicht annähernd den Effekt wie mit der Meridianmassage erzielen. Auch in der Krankengymnastik macht die APM eine grundsätzliche Neuorientierung erforderlich. Durch die Einbeziehung dieser Methode in die Krankengymnastik kann die Behandlungsdauer wesentlich verkürzt werden. Von den vielen Fortbildungskursen, an welchen ich im Laufe meiner beruflichen Tätigkeit als Krankengymnastin teilgenommen habe, hat die Erlernung der APM n. P. den größten Gewinn für meine Patienten gebracht, desgleichen die *Narbenentstörung nach Penzel* (siehe nächstes Kapitel). Mit diesen Therapien ließen sich auch auf dem Gesundheitssektor enorme Kosten einsparen. Wir geben heute mit über 200 Milliarden DM etwa dreimal soviel für unser Gesundheitswesen aus wie noch 1970.

Es ist nur eine Frage der Zeit, bis auch die gesetzlichen Krankenkassen die APM n. P. als erstattungsfähige Leistung anerkennen werden, wie es bereits seit einigen Jahren in Norwegen der Fall ist. In weit über 100 Krankenhäusern und Sanatorien und mehreren tausend Praxen wird die APM n. P. mit Erfolg praktiziert. An der Universität Berlin wurde inzwischen ein Lehrstuhl für Akupunktur errichtet. Auch in Österreich bewegt sich einiges. Durch einen Erlaß des Bundeskanzleramtes wurde die Akupunktur anerkannt und den konservativen Behandlungsmethoden gleichgestellt. In China werden schon die Schulkinder mit der Akupunkturlehre vertraut gemacht, so daß sie sich in Bagatellfällen wie Schnupfen usw. selbst helfen können.

In der Akupunktur ist auch Frankreich der Bundesrepublik Deutschland eine Nasenlänge voraus. Die Akupunktur ist dort schon lange in den Lehrstoff der Ärzte aufgenommen worden, wohingegen man bei uns von einem echten Not- und Mißstand auf diesem wichtigen Gebiet sprechen kann.

Durch Eigeninitiative ist bei uns die Zahl der Ärzte, die Akupunktur anwenden inzwischen auf 2000 gewachsen, und an 12 Universitäts-Kliniken wird mit Akupunktur gearbeitet.

In unserer Bevölkerung ist in den letzten Jahren das Interesse an Naturheilmitteln gewaltig angestiegen. Laut Aussagen der Bundesregierung sind 80 Prozent der Bevölkerung Naturheilmethoden gegenüber aufgeschlossen. Wenn die Mehrheit unserer Bevölkerung und zunehmend auch die der anderen europäischen Staaten Naturheilmethoden wünscht und fordert, erhebt sich die Frage, warum denn immer noch so wenig getan wird, um diesem „natürlichen" Bedürfnis gerecht zu werden?

Etwas zum Grundverständnis

Zum besseren Verständnis mögen die zwei folgenden schemati-
schen Darstellungen dienen, die einmal den Verlauf der Meridiane
auf jeweils einer Körperseite zeigen (Abb. 1), zum andern den in
sich geschlossenen Energiekreislauf anhand der chinesischen Or-
ganuhr, siehe Energie-Stern (Abb. 2).

Verlauf der Meridiane   Abb. 1

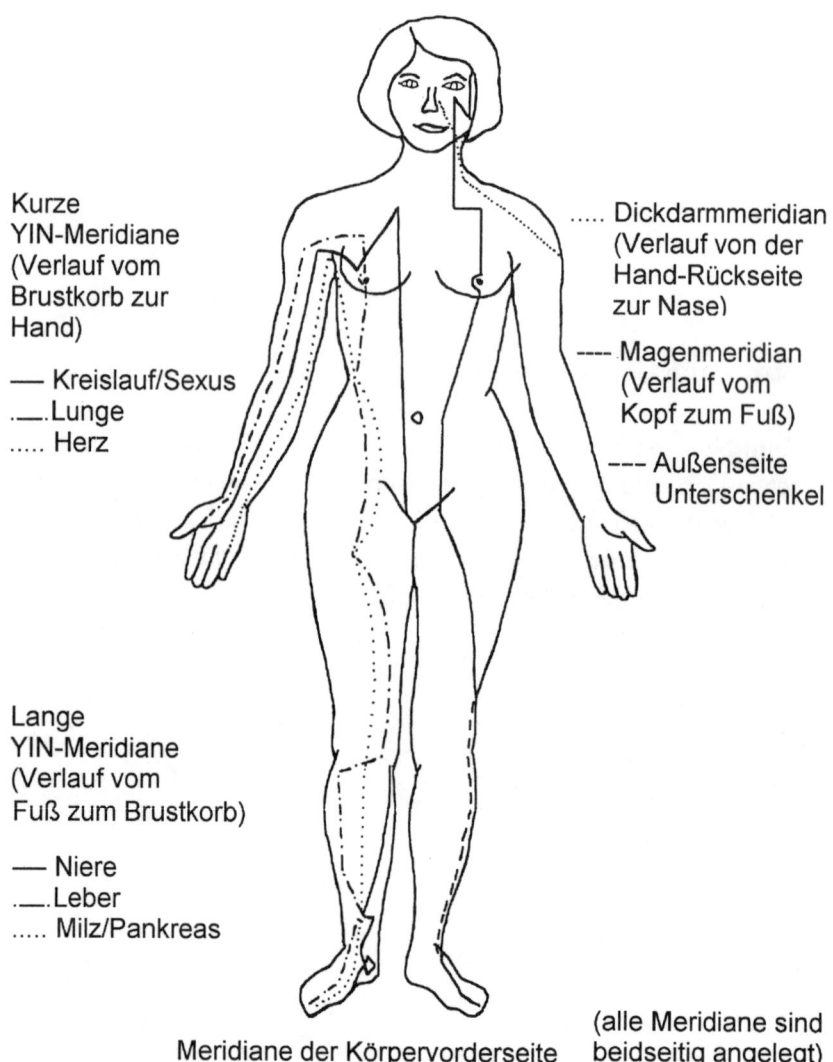

Kurze
YIN-Meridiane
(Verlauf vom
Brustkorb zur
Hand)

— Kreislauf/Sexus
.—.Lunge
..... Herz

..... Dickdarmmeridian
(Verlauf von der
Hand-Rückseite
zur Nase)

---- Magenmeridian
(Verlauf vom
Kopf zum Fuß)

--- Außenseite
Unterschenkel

Lange
YIN-Meridiane
(Verlauf vom
Fuß zum Brustkorb)

— Niere
.—.Leber
..... Milz/Pankreas

Meridiane der Körpervorderseite

(alle Meridiane sind
beidseitig angelegt)

30

Abb. 2

Energie-Stern nach Penzel

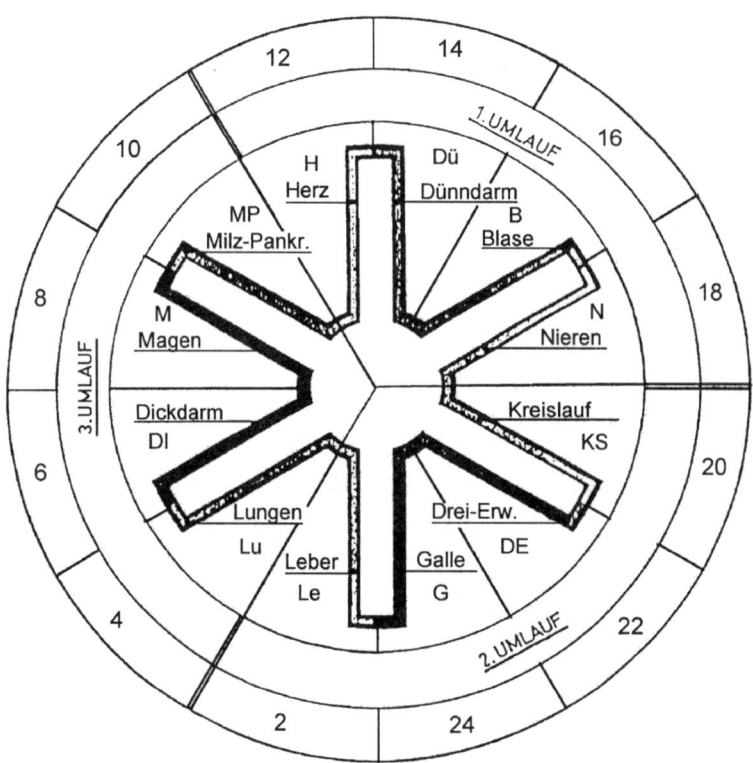

Die Lebensenergie durchströmt innerhalb eines Tages mehrfach alle Meridiane und Organe des Körpers. Sie folgt hierbei der durch den Energiestern schematisch dargestellten Reihenfolge. Jeder Meridian hat in dieser Zeit für zwei Stunden seinen Höchstwert an Energie. Der Magenmeridian z. B. von 7 bis 9 Uhr. In dieser Zeit ist also der Magen auf Speisenaufnahme eingestellt.

Krank durch Narben – bahnbrechende neue Erkenntnisse
6 Millionen Operationen jährlich!

Zu einem der vernachlässigten Kapitel der modernen Medizin gehört, infolge mangelnder Kenntnis, die unterlassene Narbenbehandlung, z. B. nach Operationen oder Verletzungen. Nur wenige Ärzte haben auf diesem Gebiet Erfahrung oder sind sich über die möglichen Folgen im klaren. Empfindliche, schmerzhafte, juckende und wetterfühlige Narben sind *immer* ein Störfaktor; ebenso große Narben nach Verbrennungen, Bauch-, Hüft- oder Brustoperationen. Das oft harte, unelastische Narbengewebe blockiert die Energieströme, die in den Meridianen fließen und alle Körperteile und Organe mit Energie versorgen. Aber auch kleinere, unauffällige Narben oder Narben, deren Entstehung oft jahrelang zurückliegt, narbenloses Gewebe nach Knochenbrüchen oder Wundrose können stören und zu chronischen Beschwerden führen, eventuell sogar zu Krebs.

Da es bei der AKUPUNKT-MASSAGE n. P. um einen harmonischen energetischen Spannungsausgleich in den Meridianen geht, wird es dem Leser sicher nicht schwerfallen, sich die Meridiane als Leitungssystem vorzustellen, das den ganzen Körper durchzieht. Und so dürfte auch unschwer einleuchten, daß bei einer Blockierung durch eine Narbe das gesamte Leitungsnetz mit allen seinen Anschlüssen ähnlich wie bei einer elektrischen Anlage gestört ist. Daß ein Mensch mit reduzierter Lebensenergie in diesem Fall gesundheitlich störanfälliger ist als ein Mensch von robuster Natur, wird niemand bezweifeln.

Narbenentstörung nach Penzel

Als ideale Behandlungsmethode hat sich die Narbenentstörung nach Willy Penzel erwiesen. Dazu wird u. a. ein von Penzel entwickeltes Gerät, *Cheops 4,* eingesetzt, das Narbe und Umfeld mit schwachem Strom durchflutet. An einer Skala ist ersichtlich, wann die energetische Blockade aufgelöst ist. In nur wenigen Sitzungen lassen sich so meist problem- und schmerzlos Narben entstören.

Nicht selten führt schon die erste Behandlung zu einem vollen Erfolg. Der Patient steht auf und stellt spontan fest: „Ich habe mich seit langem nicht mehr so wohl gefühlt."

Narbenentstörung durch die Neuraltherapie nach Dr. Ferdinand Huneke

Bei dieser Methode werden die Narben u. a. mit Impletol unterspritzt. Dabei verschwinden die Beschwerden oft schlagartig (das bekannte Sekunden-Phänomen). Leider praktizieren viel zu wenig Ärzte und Heilpraktiker die Neuraltherapie, und viele kleinere Narben werden nur zu leicht übersehen. Wie ein Detektiv muß man die Patienten nach Narben ausfragen, die ihrem Gedächtnis oft längst entfallen sind. Die Narbenentstörung nach Penzel mit elektrischem Strom hat gegenüber der Neuraltherapie nach Huneke in vieler Hinsicht jedoch nicht zu übersehende Vorteile:

– Man muß nicht in die Haut stechen. Bei der Penzel-Methode entfällt das Unterspritzen, das für den Patienten oft eine recht schmerzhafte Prozedur ist.

– Man kann sofort feststellen, ob eine Narbenentstörung mit Erfolg durchgeführt wurde.

– Nach der Entstörung läßt sich nachweisen, ob die Narbe auch tatsächlich in ihrem ganzen Bereich entstört ist. Bei der Neuraltherapie werden nämlich nur die Narben unterspritzt und das oft ebenfalls gestörte Umfeld wird nicht berücksichtigt. Dies ist ein Grund dafür, warum eine solche Entstörung dann oft nicht von Dauer ist.

– Die Narbenentstörung mit elektrischem Strom, verbunden mit der Akupunkt-Massage n. P., führt zu einer maximalen energetischen Aufladung der gesamten geschwächten Meridiane – die Voraussetzung dafür, daß die Selbstheilungskräfte des Organismus voll wirksam werden können.

– Das bei der Neuraltherapie gespritzte Impletol enthält Procain und Coffein, ist also eine nicht ungefährliche Kombination von dem örtlich wirkenden Betäubungsmittel Procain und dem anregenden Stoff Coffein. Nebenwirkungen wie allergische Zwischenfälle mit Kreislaufstörungen sind nicht selten. Andere Lokalanästhetika wie z.B. Xylocain werden möglicherweise besser vertragen. Für beide Therapeuten, den Neuraltherapeuten wie für den APM-Therapeuten, ist die Vorgeschichte des Kranken von größter Wichtigkeit, denn die Genauigkeit der Angaben über durchgemachte Krankheiten, Verletzungen und Operationen und daraus entstandene Narben kann für seine Heilung von ausschlaggebender Bedeutung sein.

Fälle aus der Praxis Hoffmann

Folgende Fallbeispiele aus der Praxis sollen zeigen, wie wichtig das Auffinden und Entstören von Narben bzw. Störfeldern für das Heilungsgeschehen ist.

1. Fall: Blasen-, Nieren-, Magen- und Rückenschwäche nach Unterleibsoperation

Nach einer großen Unterleibsoperation mit breiter Quernarbe traten bei einer Patientin im Bereich von Blase, Niere und Magen gravierende Störungen auf. Erfahrungsgemäß muß man nach solchen Operationen mit einer Schwächung von mindestens fünf Energiebahnen rechnen. Bei einer bis zum Beckenkamm ausgedehnten Narbe erhöht sich die Zahl auf neun! Magen-, Nieren-, Leber- und Milz/Pankreas-Meridiane auf beiden Körperseiten und der Kreislauf über die Körpermitte fallen aus. Die ganze Energieversorgung von Bauch und Brustkorb ist damit schlagartig lahmgelegt, was sich auch sehr nachteilig auf den Rücken auswirkt. Denn der Meridian, der über die Mitte des vorderen Oberkörpers verläuft, gibt seine Energie an Kopf und Wirbelsäule weiter. Ist also der Energiefluß vorn unterbrochen, geht dadurch auch der Rücken, der vom Blasenmeridian versorgt wird, leer aus. Rückenmassagen sind da Zeit- und Geldverschwendung. Der positive Effekt wird immer nur von kurzer Wirkungsdauer sein. Nachstehende Abbildung (Nr. 1) soll Ihnen diese Zusammenhänge verdeutlichen.

Abb. zu Fall Nr. 1:

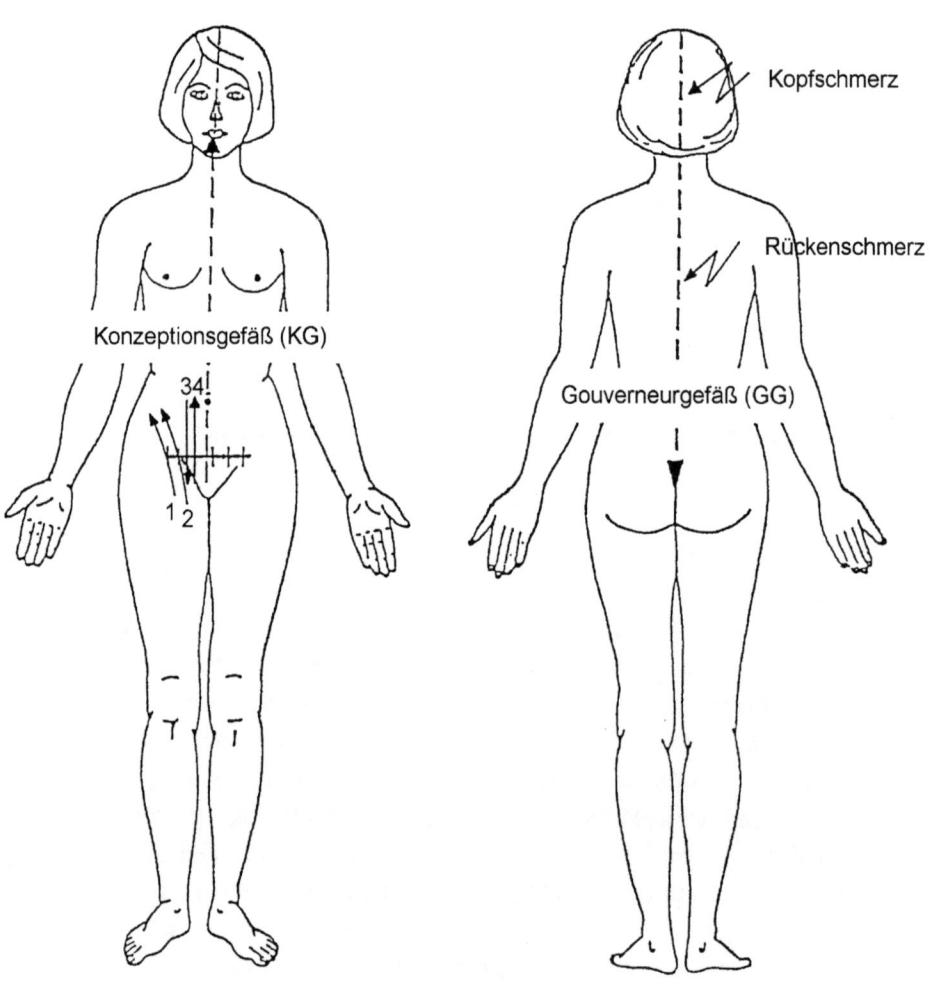

Eine Narbe im Unterbauch kann die Energiezufuhr zu Kopf
und Rücken behindern und entsprechende Beschwerden
verursachen

Gestörte Meridiane: 1 = Lebermeridian
                            2 = Milz / Pankreasmeridian
                            3 = Magenmeridian
                            4 = Nierenmeridian

Nach Entstörung der Operationsnarbe traten keine Beschwerden mehr auf.

Dick durch Narben
chronische Stuhlverstopfung

Haben Sie zugenommen, obwohl Sie nicht mehr als gewöhnlich essen? Sehr oft tritt nach einer Unterleibsoperation die Neigung zu Darmträgheit verbunden mit einer starken Gewichtszunahme auf, die eine lebenslange Leidenszeit, unter Umständen mit dauernder Abhängigkeit von Abführmitteln, nach sich ziehen kann. In diesem Fall führt selbst eine ballaststoffreiche Ernährung zu keinem befriedigenden Erfolg.

Die gängige Meinung, daß Dicke immer zu viel essen, trifft hier nicht zu. Meine korpulenten Patienten frage ich immer nach dem Beginn ihrer Gewichtszunahme. Geben sie an, daß diese nach einer Operation ihren Anfang nahm, so liegt eindeutig eine energetische Blockade vor, verursacht durch die Operationsnarbe. Nach ihrer Entstörung normalisieren sich auch die Darmverhältnisse. Chronische Stuhlverstopfung mit starker Gewichtszunahme sollte immer ernst genommen werden. Leistenbrüche, Divertikel (Ausstülpungen des Darms), auch Tumore sind nicht selten die Folgen davon. 12 Millionen Bundesbürger leiden an Stuhlverstopfung und 500 000 nehmen regelmäßig Abführmittel! Nach Entfernung ihrer Gebärmutter leiden doppelt soviel Frauen an chronischer Stuhlverstopfung wie vor der Operation. Wer abspecken möchte und sich teuren Fastenkuren unterzieht, bevor seine Narben entstört sind, wird seine mühsam abgehungerten Pfunde in kurzer Zeit wieder draufhaben.

2. Fall: Total-Lähmung des linken Armes nach Brustoperation

Eine Krebsoperation mit Amputation der linken Brust und Strahlenbehandlung verursachte bei einer sechzigjährigen Patientin eine Totallähmung des linken Armes. Es hatte mit einer schleichenden Lähmung sieben Jahre nach der Operation begonnen und betraf zunächst nur die Hand. Erst viel später kam es zu einer vollständigen Lähmung des ganzen Armes, was zu einer vorzeitigen Berufsunfähigkeit führte.

Infolge der Nervenschädigung durch die Kobaltbestrahlung war nach Aussagen mehrerer Ärzte mit einer Besserung nicht mehr zu rechnen. Drei Jahre danach erschien die Frau in meiner Praxis zur Narbenentstörung, von der sie beeindruckende Berichte gehört hatte. Ein ausgedehntes Narbenfeld auf der linken Brustseite, ein Störfeld am Unterarm nach einem Pferdebiß und eine Narbe am Mittelfinger desselben Armes ließen eine verhängnisvolle Anhäufung von Narben auf der linken Körperseite erkennen. Ich begann also mit der Entstörung der Narben und, was ich selbst kaum für möglich hielt – schon nach der dritten Behandlung konnte die Patientin ihren gelähmten Arm wieder alleine hochheben. Nach einer dreiwöchigen intensiven Behandlung waren Ober- und Unterarm, mit Ausnahme der Hand, nach allen Richtungen wieder voll beweglich. Personal und Gäste des Kurheims, in welchem die Patientin zur Bäderkur weilte, nahmen bewegten Anteil an ihrem Glück. Es bedarf wohl keiner Worte, welch ein Gefühl der Dankbarkeit mich erfüllte, daß ich durch die Penzel-Methode in solch einem hoffnungslos scheinenden Fall helfen konnte.

Anmerkung

Bei einem so dramatisch verlaufenden Krankheitsgeschehen wie dem eben geschilderten Fall kann möglicherweise auch eine geopathogene (krankmachende) Bodenstrahlung vorliegen. Um hierüber Gewißheit zu bekommen, sollte der Schlafplatz für mehrere Wochen verlegt werden. Schläft man danach ruhiger und entspannter, darf mit einem günstigeren Verlauf der Krankheit gerechnet werden. Von allen auf dem Markt angebotenen Entstörgeräten und Matten ist erfahrungsgemäß jedoch dringend abzuraten.

Entdeckt man in seiner Brust einen Knoten und weist der Körper Unterleibsnarben auf, sollte man neben fachärztlicher Behandlung die Narben unbedingt entstören lassen. Die Narben liegen fast immer auf der betroffenen Seite. Dies ist ein Hinweis auf eine Energieleere der erkrankten Brust. Läßt sich eine Operation nicht vermeiden, sollte schon in den ersten Wochen danach mit einer Narbenentstörung begonnen werden. Dadurch lassen sich dem Patienten unnötige Nachschmerzen und vor allem auch von den Operationsnarben ausgehende mögliche Folgeerkrankungen ersparen.

3. Fall: Knie- und Hüftschmerzen nach Knieoperation

Ein Patient klagte über langjährige Knie- und Hüftschmerzen auf der rechten Körperseite. Eine ausgedehnte Knienarbe nach einer Muttermal-Operation mit nachfolgender Kobaltbestrahlung blockierte gleich zwei Energiebahnen, die über Hüfte und Knie führen. Schon nach drei Narbenbehandlungen gehörten Hüft- und Knieschmerz der Vergangenheit an. Vorausgegangene teure Kuren und medikamentöse Behandlungen hatten nicht helfen können.

Aufschlußreich sind die Berichte von M. Weber und K. U. Laube aus „Krankengymnastik" zu dem Thema „über die Gehfähigkeit von Patienten mit Koxarthrose (Hüftarthrose)." Die Untersuchungen haben gezeigt, daß die Gehfähigkeit nicht abhängig ist von dem Ausmaß der Koxarthrose, der Dauer der Hüftgelenkserkrankung und der Hüftgelenksbeweglichkeit, sondern ausschließlich von Schmerzen, Muskelatrophie und mangelndem Gehtraining". Also sollte die Beseitigung des Hüftschmerzes über den Energiekreislauf vor einer Operation das vordringlichste Ziel der Behandlung einer Coxarthrose sein.

Allgemeines zu Spätschäden nach Meniskusoperationen

Die Folgeschäden nach Meniskusoperationen (Menisken sind Knorpelscheiben im Kniegelenk, die ein- oder abreißen können) wurden von der staatlichen orthopädischen Klinik in München in einer fast zwanzigjährigen Studie an einem größeren Patientenkreis untersucht. Danach zeigten etwa 35 Prozent der Patienten nach einfachen Meniskusoperationen keine befriedigenden Langzeitresultate. Degenerative Gelenkveränderungen nahmen erheblich zu, besonders wenn diese bereits vor der Operation bestanden hatten. Da das Kniegelenk von sechs Meridianen mit Energie versorgt wird, muß bei jeder Knieverletzung oder größeren Operation am Knie mit Spätschäden gerechnet werden. Neuere Operationstechniken bei Meniskusoperationen, die sogenannten arthroskopisch durchgeführten Eingriffe, verursachen nur winzige Narben und dürften somit auch günstigere Prognosen haben. Allerdings nur, wenn die immerhin 5 mm breiten Schnitte nicht direkt auf den Meridianen liegen. Bei größeren Operationen am Kniegelenk, z. B. nach Verletzungen der Gelenkbänder, ist noch nach zwei bis vier Jahren trotz intensiven krankengymnastischen Aufbautrainings ein deutlich verändertes Kräfteverhältnis zwischen operiertem und gesundem Knie festzustellen. „Die Gründe dafür sind nicht bekannt", kann man in der Fachzeitung für Krankengymnastik 7/1990 lesen. Die Gründe sind wohl bekannt: Narben. Dies ist aber nur einem kleinen Kreis kompetenter, im Heilberuf tätiger Personen geläufig, die über Grundkenntnisse der AKUPUNKT-MASSAGE nach Penzel, also über Kenntnisse der Meridiane, verfügen.

Stimmstörungen durch Narben – Stimme weg

Operationen am Kehlkopf oder an der Schilddrüse können bleibende Störungen der Stimme zur Folge haben. Die Betroffenen leiden dann an chronischer Heiserkeit, plötzlichem Versagen der Stimme oder häufigem Zwang zum Räuspern und die Stimme ist kraftlos und leiser geworden. Auch das Singen macht auf diese Weise keine Freude mehr. Für Berufssänger und Redner bedeutet dies oft das Aus für ihre Laufbahn. Für die Entstehung solcher Leiden werden oft Streß und Überanstrengung der Stimme verantwortlich gemacht. Die Behandlung bei einer Logopädin (Stimmtherapeutin) wird kaum zum erhofften Erfolg führen, wenn diese nicht mit der APM n. P. vertraut ist. Die Narben müssen nur entstört werden, und der Kummer mit der verlorenen Stimme ist schnell vergessen. Deshalb sollten entsprechende Berufsfachschulen auf diese notwendige Zusatztherapie hinweisen und sich um die Einbeziehung der APM-Kurse in die Ausbildung zur Logopädin bemühen. Es gibt Sanatorien, die speziell bei Erkrankungen der Stimme Stimmheilkuren anbieten. Atemgymnastik, autogenes Training, Psychotherapie u. ä. können jedoch keine Narbenentstörung ersetzen.

4. Fall: Heiserkeit nach Schilddrüsenoperation

Nach einer Schilddrüsenoperation litt eine Patientin an ständiger leichter Heiserkeit. Die Behandlung durch eine Logopädin brachte nicht den erhofften Erfolg. Erst nach Entstörung der Halsnarbe klang die Stimme der Patientin wieder normal. Sie war darüber überglücklich, was man verstehen kann, hatte sie doch bereits mehrere Leidensgefährten kennengelernt, die nach einer solchen Operation eine ständige Beeinträchtigung der Stimme in Kauf nehmen mußten, und sie befürchtete nun ein gleiches Schicksal. Wird eine solche Narbe aber nicht bald nach der Operation oder überhaupt nicht behandelt, muß der Patient mit weiteren Störungen rechnen: mit Kopfschmerzen, Knie- und Magenbeschwerden sowie mit Herz- und Rückenschwäche, welche die Durchtrennung von drei Meridianen nach sich zieht.

Die totale Energieverarmung der beiden Milz-Pankreas-Meridiane kann unter Umständen auch einen Diabetes auslösen, sowie eine Verformung der Großzehen-Grundgelenke (Hallux valgus) bewirken. Für die schweren Hallux-Fälle sind weniger zu enges Schuhwerk als durch Narben geschwächte Milz-Pankreas-Meridiane verantwortlich, die ihren, Ursprung an den großen Zehen haben:, was wenig bekannt ist. 90000 Schilddrüsenoperationen werden jährlich ausgeführt! und nur wenige Sitzungen für eine Narbenentstörung sind erforderlich, um die Patienten wieder topfit zu machen. und die Kostenlawine für die Folgekosten zu stoppen. Eine Verformung der zweiten Zehe (Hammerzehe) signalisiert übrigens eine Energieflußstörung des Magenmeridians, der dort endet, ein Hinweis auf Magenprobleme.

Die Ursache von Wucherungen an der Schilddrüse

Zu den bekannten Jodmangelkrankheiten gehört der Kropf, eine krankhafte Vergrößerung der Schilddrüse, eine heute weit verbreitete Volkskrankheit. Wie sich gezeigt hat, ist eine Zwangsmedikamentation mit jodiertem Salz nicht die Lösung und birgt Gefahren der Überdosierung. Eine Vollwerternährung von Öko-Anbau garantiert eine ausreichende Versorgung mit allen notwendigen Vitalstoffen, auch mit dem Spurenelement Jod. Aber nicht nur Jodmangel, sondern auch Nitrate, Blei, PCB, Dioxin u.a. Gifte können Mitverursacher von Kropf sein. Nun ist aber das Phänomen bekannt, daß es Menschen gibt, die trotz Jodmangel keinen Kropf bekommen. Was könnte der auslösende Faktor zu einem Kropf, außer den oben angeführten Giften noch sein? Des Rätsels Lösung könnte in einer Blockierung des Magenmeridians liegen, der die Schilddrüse zu beiden Seiten mit Energie versorgt, eine durchaus plausible Erklärung. Wer an Jodmangel leidet und gleichzeitig eine entsprechende Narbe hat, ist besonders kropfgefährdet und sollte, bevor er den umstrittenen Radio-Jodtest machen läßt, sein Narbenproblem klären,

In vielen Fällen liegt die Ursache von Wucherungen an der Schilddrüse in einer früheren Schnittentbindung. Dieses interessante Phänomen tritt nämlich überwiegend bei älteren Patienten (!) auf. Nach einem solchen Eingriff kann es in späteren Jahren zu einer Myom- oder Zystenbildung im Unterleib und so zu einer zweiten Operation kommen. Daraufhin können wieder Jahre vergehen, bis plötzlich eine Operation an der Schilddrüse notwendig wird. Wenn der Leser jetzt energetisch denkt, wird er sicher den engen Zusammenhang aller drei Vorgänge leicht erkennen: die Schnittentbindung hatte damals zu einer empfindlichen Energieverarmung im Unterleib bis hin zum Hals geführt. Mit der Myomoperation wurde die Energieleitbahn zum Hals ein zweites Mal unterbrochen. Die dadurch ausgelöste massive Energieleere des Halses kann später eine Halsoperation unumgänglich machen. Eine auftretende chronische Rückenmuskelschwäche ist dann nur die logische Konsequenz der vielen Narben auf der vorderen Körperseite.

Tragische Bilanz solcher zahlreichen operativen Eingriffe

Welche Leiden und Schmerzen Frauen nach den oben geschilderten operativen Eingriffen erdulden müssen, wieviel sie an Lebensqualität einbüßen durch Narben, durch falsche Behandlungen und unzählige Arztbesuche, wie viele überflüssige Medikamente mit ihren Nebenwirkungen sie belasten, all das kann meine obige sachliche Darstellung auch nicht annähernd wiedergeben.

Blasenschwäche (Harninkontinenz)

Ein weit verbreitetes Leiden sind auch die Blasenstörungen. Laut einem Schweizer Fernsehbericht leiden ein Viertel aller Eidgenossinnen nach ihren Entbindungen unter Schwäche des Blasenschließmuskels in der Fachsprache Streßinkontinenz genannt, eine der häufigsten Blasenstörungen. Man kann den Harn nicht willkürlich zurückhalten, ohne daß organische Befunde vorliegen. Schon ein Husten, Lachen oder Niesen kann peinliche Situationen auslösen.

Jede durch Kaiserschnitt, Totaloperation oder durch Bandscheibenoperation verursachte Narbe – sowie Narben auf der Rückseite der Beine – kann sich negativ auf Blase, Nieren und Kreislauf auswirken und bei der Entstehung des Leidens Hauptverursacher sein.

Zwei Querfinger breit neben dem Nabel verläuft der Nieren-meridian. Dieser empfängt seine Energie vom Blasenmeridian und gibt sie entsprechend dem Energieleitungssystem des Körpers an den Kreislaufmeridian weiter. Nach einer Unterleibsoperation sind somit diese drei Energiebahnen schlagartig funktionsuntüchtig geworden.

Streßinkontinenz ist auch in unserem Land ein weitverbreitetes Leiden. Von den etwa viereinhalb Millionen Betroffenen sind etwa 80 Prozent Frauen. Obschon dieses Leiden mit großen Unannehmlichkeiten verbunden ist (Tragen von Windeln), wird darüber meist schamhaft geschwiegen. In jedem Fall sollte man sich aber einem Urologen anvertrauen. In der gynäkologischen Praxis ist die Inkontinenz ein sehr häufig vorkommendes Symptom. Die Schulmedizin bietet auf operativem Weg Hilfen an: Straffung der erschlafften Bänder, Lageveränderung der Harnröhre; im schlimmsten Fall auch Einsetzung eines künstlichen Blasenschließmuskels. Medikamente (Hormone) sind in diesem Fall nahezu wirkungslos. Ebenfalls die konservativen Heilmaßnahmen: Training der Bauch- und Gesäßmuskulatur oder spezielles Blasentraining. Diese haben aber nur Langzeiterfolge zu verzeichnen, wenn zuvor die Narbenblockaden beseitigt wurden. Die natürliche Harnhemmung ebenso wie der Impuls zur Harnentleerung sind reflektorische Vorgänge und werden über das Gehirn vom vegetativen Nervensystem gesteuert. Der Blasenmeridian beginnt am Kopf! Die Ursache einer instabilen Blase sind fast immer Narben.

Genauso lästig wie das ungewollte Harnlassen ist der ungewollte Stuhlabgang (Stuhlinkontinenz) oder der überaktive Harndrang (Dranginkontinenz).

Dranginkontinenz

Nach chirurgischen Eingriffen auf der Körper-Vorderseite lenken Blasen-Entleerungsstörungen ebenfalls den Verdacht auf Narben. Der völlig intakte Blasenmeridian ist da gestaut, er kann seine Energie nicht an den blockierten Nierenmeridian weitergeben. Der Patient hat Harndrang auch bei geringer Blasenfüllung, oft verbunden mit einem Druckgefühl im Unterbauch ohne irgendwelchen Organbefund. Auch sein Durchschlafvermögen ist gestört, da er nachts mehrmals die Toilette aufsuchen muß. Meist bessert sich die krankhafte Symptomatik der Blase oder verschwindet ganz nach einer Entstörung des Nieren-Meridians.

Durch eine Narbenentstörung erübrigt sich dann unter Umständen auch eine erneute Operation und eine oft jahrelange ergebnislose Behandlung.

Patienten im fortgeschrittenen Alter mit Inkontinenz stellen ein schwerwiegendes gesundheitliches und soziales Problem dar: 60% der Altenheim-Insassen sind davon betroffen! Auf Grund der Tatsache, daß 25% der Arbeitsleistung des Pflegepersonals auf einer Pflegestation in Altenheimen nur für die Versorgung dieser Patienten aufgebracht werden muß, wäre es zu wünschen, daß wenigstens eine Pflegerin in der Narbenentstörung nach Penzel ausgebildet ist Damit ließe sich eine enorme Entlastung aller Beteiligten erreichen. Immerhin hat sich die Zahl der Pflegebedürftigen von 1980 bis 1992 verdoppelt.

Die therapieresistenten Fälle aber als neurotische Erkrankungen einzustufen oder auf die derzeit so modernen Streßfaktoren zu schieben, ist mehr ein Eingeständnis der Unfähigkeit, die eigentlichen Ursachen der vegetativen Fehlsteuerung durch Narben zu erkennen oder wenigstens in Betracht zu ziehen. Die energetischen Zusammenhänge, das muß immer wieder betont werden, sind doch leider zu wenig bekannt. Dies wurde auch auf dem Kongreß für Inkontinenz in Hannover 1994 deutlich. Dort konnte man erfahren, daß keine der therapeutischen Maßnahmen,

seien es operative Eingriffe, konservative Methoden (Beckenbodengymnastik) oder medikamentöse Therapien einen Erfolgs-
effekt von Dauer gewährleisten!

Eine wertvolle Orientierungshilfe zur Unterstützung der Narbenbehandlung bei Inkontinenz ist das Buch „Krankengymnastik
bei Senkungsbeschwerden des weiblichen Genitales mit Anlei-
tungen zur Selbstkontrolle und Übungen zur Selbsthilfe" von
Krahmann/Kaltenbach, Pflaum Verlag, München.

Abb. zu Fall Nr. 5:

– – –

**Gouverneur-
Gefäß (GG)**

——————

**Blasen-
Meridian**

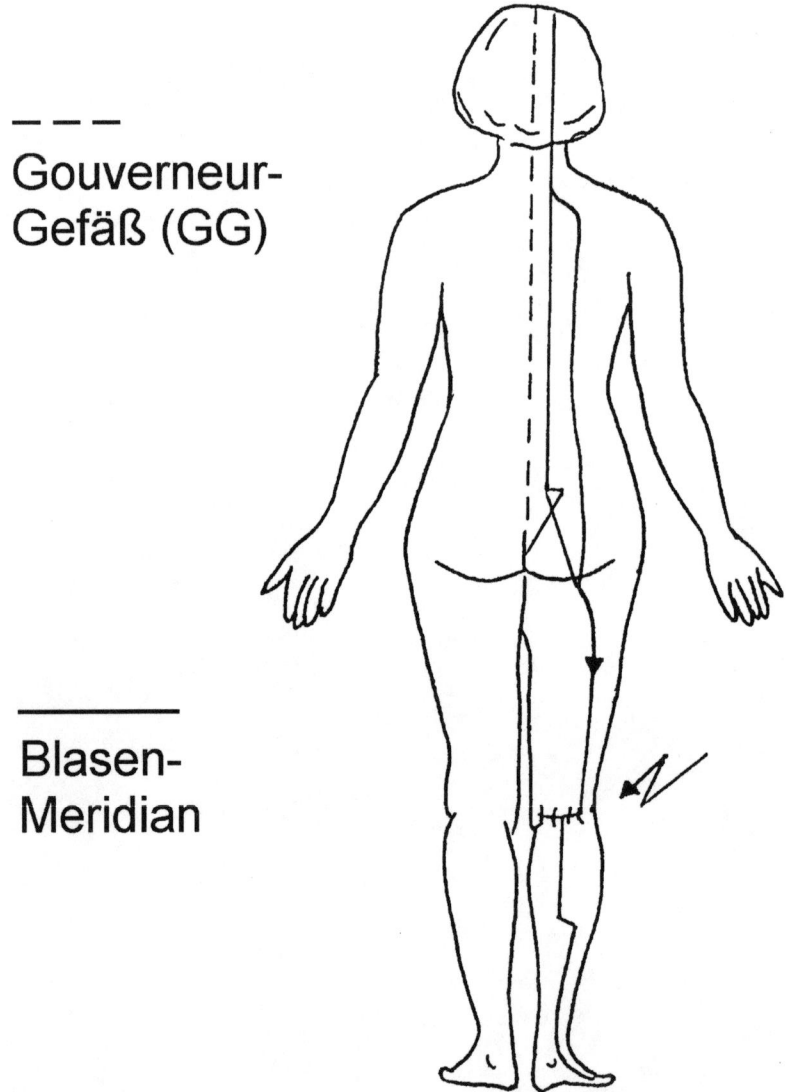

5. Fall: Blasenentzündung nach Entfernen einer Zyste in der Kniekehle

Nach der operativen Entfernung einer Zyste in der Kniekehle litt eine jüngere Patientin gleich viermal im Jahr an einer Blasenentzündung. Der Blasenmeridian verläuft über die Kniekehle. Nach der Narbenentstörung war Ruhe, was auch die Krankenkasse entlastet haben wird. Bei wiederholten Harnwegsinfektionen suche man immer nach Narben! Man wird todsicher fündig.

6. Fall: Blasenstörung mit zwei Ursachen

Eine Patientin mit einer breiten Unterleibsnarbe nach Totaloperation (Entfernung von Gebärmutter, Eierstöcken und Eileiter) kam mit den üblichen Beschwerden von Blase, Nieren und Magen zur Narbenentstörung in meine Praxis. Gewöhnlich benötige ich für diese Behandlung drei Sitzungen. Aber diesmal wollte die Entstörung nicht so schnell gelingen. Meine Frage nach weiteren Narben wurde verneint. Auch nach der vierten und fünften Sitzung war der Energiefluß noch immer nicht zufriedenstellend. Da die Patientin besonders über Blasenbeschwerden klagte, sah ich mir ihren Rücken etwas genauer an, der ja vom Blasenmeridian energetisch versorgt wird. Da entdeckte ich eine großflächige, etwas erhabene Stelle zwischen den Schulterblättern. Hier hatte die Patientin vor Jahren eine Wundrose gehabt, die sich zeitweise immer noch durch starkes Jucken bemerkbar machte. Eine Überprüfung der Energieverhältnisse brachte des Rätsels Lösung: Blasenmeridian und Gouverneur (die Mitte des Rückens) waren gestört, obgleich keine Narbe vorhanden war. Nach sorgfältiger Entstörung dieses Hautbezirks und nach einigen AKUPUNKT-MASSAGEN war auch die Unterleibsnarbe wieder durchgängig.

Der energieleere Nierenmeridian der Körpervorderseite wurde jetzt wieder ausreichend vom Blasenmeridian mit Energie beliefert. Ich war wieder um eine Erfahrung reicher geworden.

Es wird viel zu viel operiert! Nach Aussagen des Gynäkologen Prof. Kurt Semm, Universität Kiel, ist jede zweite Gebärmutter-Totaloperation überflüssig! Bei Blasenschwäche wird oft ein schwerwiegender Fehler gemacht: Die Trinkmenge wird stark eingeschränkt, was die Ausscheidung der harnpflichtigen Stoffe wie Säuren und Gifte verringert und die Übersäuerung im Organismus weiter anheizt. Am frühen Abend sollte aber zuletzt getrunken werden, im anderen Fall ist das Durchschlafvermögen gestört.

Blockaden durch Dammschnitte oder Nähte am Anus

Nicht nur Narben durch Kaiserschnitt-Entbindungen oder Totaloperationen, sondern selbst kleinste Narben durch Dammschnitte können massive Energieflußstörungen auslösen, die auch eine Bindegewebsschwäche im Genitalbereich nach sich ziehen können. Heute bekommen die meisten Gebärenden routinemäßig vorbeugend gegen Einrisse Dammschnitte verpaßt, die nach dem Tübinger Frauenarzt Prof. Hans A. Hirsch in dieser Vielzahl erfahrungsgemäß überflüssig sind, da deren Vorteile noch keineswegs bewiesen sind. Nach einer glücklich überstandenen Geburt beginnen bekanntlich die Dammschnitt-Probleme. Viele Frauen klagen dann u. a. über gravierende Störungen des Sexuallebens. Die vom Arzt in solchen Fällen verordnete Beckenbodengymnastik zur Stärkung des erschlafften Bindegewebes der Unterleibsorgane oder Medikamentengaben können nur bedingt helfen, weil die Energieversorgung vom Steißbein zum Schambein unterbrochen ist. Dadurch erfährt der Muskel, der die Scheidenöffnung umgibt, eine Schwächung. Auch hier kann die sanfte Hilfe über den sogenannten "kleinen Kreislauf" den Energiefluß anregen.

7. Fall: Chronisch kalte Füße nach Dammschnitt

Durchblutungsstörungen der Füße mit dem sogenannten chronischen Kaltfuß können das Wohlbefinden eines Menschen stark beeinträchtigen und sind überdies nicht ungefährlich. Zu dem Grundleiden können sich Unterleibserkrankungen, Blasen- und Nierenfunktionsstörungen bis hin zu Erkrankungen des Kopfes hinzugesellen. Die Temperatur des Nasen-Rachen-Raumes sinkt bei kalten Füßen um 3 Grad, was die Ausbreitung der Schnupfenviren fördert.

Nach einem Dammschnitt, den eine schwierige Entbindung erforderte, klagte die Patientin über anhaltend kalte Füße, die sie früher nicht gekannt hatte. Die Wechselwirkung zwischen kalten Füßen und Unterleibserkrankungen ist bekannt. Die Entstörung geschah über den sogenannten kleinen Kreislauf, der die unterbrochene Verbindung vom Steißbein zum Schambein wiederherstellt. In einigen Sitzungen konnte so die Überleitung an den Füßen von den hinteren Yang- zu den vorderen Yin-Meridianen über die Zehenkuppen wieder durchgängig gemacht werden. Der Kaltfuß war kuriert. Unterstützend wurden noch zwei Monate lang ansteigende heiße Fußbäder mit dem Schiele-Kreislaufgerät gegeben.

Krankengymnastische Geburtsvorbereitung mit APM –
Kinderkriegen leichter gemacht

Über längere Zeit habe ich Kurse abgehalten in Geburtsvorbereitung mit Schwangerschaftsgymnastik sowie in nachgeburtlicher Rückbildungsgymnastik. Nach Erfahrungen von Müttern, die mehrfach geboren haben und Vergleiche anstellen konnten, hat die unterstützende Geburtsvorbereitung über den Energiekreislauf eine wesentlich größere Erleichterung gebracht als die bisherige Methode der Schwangerschaftsgymnastik allein. Vom vierten Monat an bekommt die werdende Mutter zweimal wöchentlich vor der Geburt sanfte APM-Striche über die vordere und hintere Körpermitte, den sogenannten „Kleinen Kreislauf". Die Behandlung wird immer als äußerst wohltuend empfunden, und die Geburt verläuft dann meist ohne Komplikationen; auch die Schwangerschaftsbeschwerden bleiben aus. Mit APM kann sich das Kind bei Steiß- oder Querlage im Mutterleib sogar in die richtige Lage drehen, und bei schlechter Wehentätigkeit werden diese mit APM ausgelöst. Auf alle Fälle ist die natürliche Geburt für Mutter und Kind schonender und mit einem geringeren Risiko behaftet. Vor allem aber, und deswegen spreche ich das Thema in diesem Buch an, lassen sich dadurch oft Dammschnitte und -risse vermeiden.

Immerhin zahlt die Krankenkasse für eine Kaiserschnitt operation ca. DM 15000,-- (3 Wochen Krankenhaus)! Da lohnt sich der Versuch einer Schwangerschaftsbegleitung mit APM.

Wenn es nach der Entbindung um die Kräftigung der geschwächten Bauch- und Beckenmuskeln geht, ist auch hier die APM die Methode der Wahl.

8. Fall: Chronische Heiserkeit, Schilddrüsenbeschwerden, Potenzstörungen

Eine lange Operationsnarbe vom Schambein zum Nabel führte zu jahrelangen gesundheitlichen Störungen wie Kopfleeregefühl, Prostataschwellung, leichter, ständiger Heiserkeit und Schilddrüsenbeschwerden. Die in diesem Fall lahmgelegte Energiebahn führte von der Mitte des Schambeinrandes über den Nabel, Hals, Kopf bis über die gesamte Rückenmitte hin. Schon nach der dritten Narbenbehandlung erschien der Patient beschwingt und wie umgewandelt in meiner Praxis. „Frau Hoffmann, ist es die Kneippkur mit dem Wörishofer Wasser oder Ihre Behandlung, meine Potenz ist wiedergekommen, die ich seit meiner Operation verloren hatte." Von diesen Schwierigkeiten hatte er mir vor der Behandlung nichts erzählt. Zu diesem erfreulichen Nebeneffekt gesellten sich noch weitere positive Auswirkungen der Narbenentstörungen hinzu. Heiserkeit und Kopfbeschwerden waren bald verschwunden. Viele potenzgestörte Männer leiden darunter, daß sie keine Kinder zeugen können und ihre Frauen, die Kinder wünschen, darum unglücklich sind.

Potenzstörungen – man schätzt etwa sechs Millionen Betroffene in Deutschland – sind heute auch schon bei den jüngeren Jahrgängen zu finden. Nach Berichten von Urologen sind als Ursachen neben organischen Erkrankungen (durch Rauchen, Diabetes, Medikamente u. a.) bei 50 Prozent der Fälle psychische Störungen maßgebend. Immer wenn die Ursache eines Leidens im dunkeln liegt, müssen die seelischen Belastungen herhalten, um das Vakuum auszufüllen. Man kann davon ausgehen, daß bei plötzlich auftretenden Potenzstörungen nach einer Operation u.a. bei Leistenbrüchen immer Narben im Spiel sind. Die fehlende Potenz verursacht bei einem Mann meist schwere seelische Störungen. Er leidet unter Minderwertigkeitsgefühlen, die sich unter Umständen dann auch negativ in einer Partnerschaft auswirken können, wie im vorliegenden Fall. Eine Patientin berichtete, daß ihr Mann nach einer Prostataoperation mit nachfolgender Impotenz eine negative Persönlichkeitsveränderung durchgemacht hätte. Der sehnliche Kinderwunsch mußte für immer begraben werden.

Potenzstörungen haben auch immer physische Auswirkungen auf alle anderen Unterleibsorgane, wie umgekehrt deren Erkrankung wieder die Potenzfähigkeit schwächen kann. Impotenz muß kein unabwendbares Schicksal sein! Dies beweist der obige Bericht. Nach chirurgischen Eingriffen an Prostata und Leisten sollten die Narben sorgfältig entstört werden. Bei Männern kommen achtmal mehr Leistenbrüche vor als beim anderen Geschlecht. 200000 müssen pro Jahr am Leistenbruch operiert werden. Das bedeutet Schwächung von Nieren-, Blasen-, Leber-, und Milz-Pankreas-Meridianen.

Potenzbeeinflussende Medikamente, die nicht selten Nebenwirkungen haben, können kaum etwas ausrichten. Einem Bericht der Zeitschrift „Test" (7/1992) zufolge besteht eine Wirksamkeit der 37 getesteten Sexualtonika nur dann, „wenn man fest daran glaubt"! Zu den natürlichen, die Potenz anregenden bekannten Mitteln zählen frische Knoblauchzehen, flüssige Bierhefe, Bienenpollen und natürlich alle Vollkornprodukte, die möglichst von biologisch gezogenem Getreide sein sollten. Auch durch die erhöhte Belastung mit den Umweltgiften Blei, Cadmium, Quecksilber und Pestiziden nimmt die Sexualität der Männer und Frauen ab. Dies konnte der österreichische Sexualforscher Ernest Bornemann durch einwandfreie Studien belegen. In den letzten fünfzig Jahren hat sich die Spermienqualität der Männer um fünfzig Prozent verschlechtert.

9. Fall: Knie-, Magen- und Kreislaufbeschwerden nach Ballenoperation

Nach einer Operation am Großzehengrundgelenk (Hallux-valgus-Operation) traten als Folge Beschwerden an Magen und Knie auf, welche die Patientin vor der Operation nicht verspürt hatte. Der direkt an der großen Zehe beginnende Meridian versorgt die innere Knieseite mit Energie. Der Magenmeridian nun, der seine Energie von der zweiten auf die große Zehe überträgt und die äußere Knieseite mit Energie versorgt, war in diesem Fall mitbetroffen und gestaut. Nach der Narbenentstörung verschwanden sowohl Magen- wie Knieprobleme. Viele Patienten, die nach so einer Ballenoperation zur Fußgymnastik zu mir kommen, klagen über lang anhaltendes schlechtes Befinden mit Kreislaufschwäche, Magenschmerzen und später auftretende Knie- und oft Kopfschmerzen (der Magenmeridian beginnt am Kopf). Besonders wenn beide Füße betroffen sind, erweisen sich die Folgen oft als schwerwiegend.

10. Fall: Leber- und Kreislaufschwäche durch künstliches Hüftgelenk (Endoprothese)

Arthrosen nehmen beängstigend stark zu, besonders werden die großen Gelenke befallen. Die Ursache ist auch hier in der heute üblichen denaturierten, vitalstoffarmen Ernährung und einer erhöhten Aufnahme der Schwermetalle zu suchen. Zu den ganz großen Fortschritten in der Chirurgie bei schmerzhaften Erkrankungen und Veränderungen der Hüftgelenke gehört der vollständige Ersatz durch künstliche Gelenke. Ca. 90 000 davon werden jährlich eingesetzt. Sie geben dem Patienten oft eine gute Beweglichkeit und Belastbarkeit zurück. Aber auch mancherlei Gefahren drohen nach solchen schweren Eingriffen. Denn direkt über dem Hüftgelenk verläuft der Gallenblasenmeridian. Dieser erfährt durch die lange Operationsnarbe eine massive Schwächung. Der Gallenblasenmeridian unterhält Beziehungen zum Leber- und Herzmeridian. Eine energetische Unterversorgung der entsprechenden Organe kann daher nicht ausbleiben.

Eine fünfundsechzigjährige Patientin nahm auf Anraten ihres Arztes nach dem Einsatz einer Endoprothese wegen aufgetretener Herz- und Kreislaufschwäche jahrelang Digitalispräparate ein. Vor der Operation hatten keine diesbezüglichen Beschwerden bestanden. Nachdem bei ihr die Narben entstört waren, stabilisierte sich der Kreislauf wieder, so daß sich eine weitere Einnahme von Medikamenten erübrigte.

Schmerzen nach Hüftoperation

Wie sieht es aber mit den Langzeiterfolgen in der Endoprothetik aus? Nach M. Haag, „Therapiewoche" (41/44-50, 1991), „sind diese weniger befriedigend. Deshalb sollte nach Möglichkeit gelenkerhaltend vorgegangen werden".

Die durchschnittliche Lebensdauer der künstlichen Hüftgelenke beträgt 10 Jahre, aber eine drastische Einbuße an Lebensqualität ist meist der Preis für diesen Eingriff. Nur wenige der Operierten erhalten ihre vormalige, volle Beweglichkeit zurück und über 50% sind auf Gehhilfen angewiesen.

Von Patienten kommt immer wieder die Klage, daß sie schon kurze Zeit nach ihrer Hüftoperation beim Gehen nie mehr ohne Schmerzen sind. Das Gelenk ist schmerzfrei, aber an der operierten Hüfte stellt sich ein Narbenschmerz ein, der mit der Zeit an Stärke zunehmen kann. Dazu gesellen sich Beschwerden an dem anderen, noch gesünderen Hüftgelenk, die nach einigen Jahren oft eine erneute Operation erforderlich machen. Nicht selten haben solche bedauernswerten, schmerzgeplagten Menschen schon mehrere Operationen hinter sich. Zwei künstliche Hüftgelenke sind heute keine Seltenheit mehr. Man bedenke aber: Jede neue Operation setzt wieder Narben und damit neue Blockaden im Energiekreislauf. Die Aussicht, den Rest des Lebens vielleicht als Invalide an Krücken gehen zu müssen, ist deprimierend. Bei einer rechtzeitig erfolgten Narbenentstörung nach einem operativen Eingriff am Gelenk ließen sich wahrscheinlich solche Komplikationen auf ein Mindestmaß reduzieren und unter Umständen auch eine spätere Operation des zweiten Hüftgelenks vermeiden. Eine Energieverarmung der operierten Hüfte führt zwangsläufig immer zu einem Energiefülleschmerz in der anderen Hüfte. Nicht in jedem Fall ist der Hüftschmerz also nur ein orthopädisches oder chirurgisches, sondern auch ein Narbenproblem. Aufschlußreich sind die Berichte von M. Weber und K. U. Laube, aus „Krankengymnastik" (12/1992) zu dem Thema „Über die Gehfähigkeit von Patienten mit Koxarthrose" (Hüftarthrose). „Die Untersuchungen haben gezeigt, daß die Gehfähigkeit nicht abhängig ist von dem Ausmaß der Koxarthrose, der Dauer der Hüftgelenkserkrankung und der Hüftgelenksbeweglichkeit", sondern ausschließlich von Schmerzen, Muskelatrophie und mangelndem Gehtraining. Also sollte die Beseitigung des Hüftschmerzes vor einer Operation über den Energiekreislauf das vordringlichste Ziel einer Behandlung der Koxarthrose sein.

Lockerung des Kunstgelenks – schlechte Einheilung

Gelegentlich kommt es zu einer verzögerten Einheilung des künstlichen Gelenks und bei etwa zwanzig Prozent der Operierten nach einigen Jahren zu einer Lockerung des Implantats (eingesetzten Gelenks). Dann ist dessen Auswechselung unvermeidlich. In Gesprächen mit solchen Problem-Patienten, die ich krankengymnastisch zu betreuen hatte, mußte ich immer wieder feststellen, daß viele ungünstige Faktoren zusammentrafen, die eine Einheilung verzögerten oder später eine Lockerung des Gelenks verursachten. Risikofaktor Nr. eins ist immer die nicht entstörte Operationsnarbe (oder auch ältere Narben). Dazu wirkt sich ein Mangel an Mineralstoffen und Vitaminen erschwerend auf den Heilungsverlauf aus. Die meisten der älteren Patienten mit einer Endoprothese leiden an einer Osteoporose (Entkalkung der Knochen), ein Hinweis auf ihr katastrophales Defizit an allen lebenswichtigen Aufbaustoffen für ihre Knochen. Jede Operation, nicht allein der Einbau eines künstlichen Hüftgelenks, ist unter diesen Bedingungen mit einem erhöhten Risiko belastet. Erfahrungen haben gezeigt, daß die möglichen negativen Folgen einer Operation zum Teil vermieden werden können, wenn der Patient sofort, nach Verheilung der Narbe, sich diese entstören läßt und als Eigenleistung vor wie nach der Operation seine Ernährung auf Vollwertkost mit überwiegend pflanzlicher Nahrung umstellt. Der Verzicht auf Bohnenkaffee, schwarzen Tee, Nikotin und Alkohol sowie Zucker- und Weißmehlerzeugnissen sollte in dieser Zeit selbstverständlich sein. Durch Rauchen bildet sich das Narbengewebe nur sehr langsam zurück. Wenn die Möglichkeit gegeben ist, rate ich zu Produkten aus biologischem Anbau, die einen höheren Mineralstoffgehalt aufweisen als diejenigen aus konventionellem Anbau. Das Fehlen von Vitalstoffen begünstigt die Aufnahme von Nahrungsgiften in den Organismus!

Ein Blick nach China verrät uns, daß die Chinesen die Akupunktur nie ohne Unterstützung einer Diät unter Einbeziehung von Heilkräutern anwenden.

Zur Unterstützung des Immunsystems beachten Sie Anhang I und II.

11. Fall: Blinddarmnarbe – tauber Daumen

Eine kleine, unscheinbare Blinddarmnarbe blockierte den Lebermeridian, der haarscharf am Beckenkamm entlangzieht. Der nachfolgende Lungenmeridian, der den Daumen mit Energie versorgt, war also „leer". Unmittelbar nach der Narbenentstörung war das seit Jahren bestehende Taubheitsgefühl des Daumens der Patientin verschwunden. Begeistert von diesem Therapieerfolg lief sie zu ihrem Arzt, um ihm von der Sensation zu berichten: „Herr Doktor, mein Daumen lebt wieder!" Der Arzt war höchst beeindruckt und erkundigte sich eingehend über das „Wundergerät", mit welchem dieser Erfolg möglich wurde.

Wie ich in meiner Praxis feststellen konnte, stören viele Blinddarmnarben, welche die Ursache von späteren Verdauungsstörungen und/oder einer Schwächung der Leber und Bauchspeicheldrüse sein können oder, wie nachfolgender Bericht zeigt, im schlimmsten Fall sogar zu Krebs führen. Welches Organ geschädigt wird, hängt vom Verlauf der Schnitte ab.

Abb. zu Fall Nr. 11

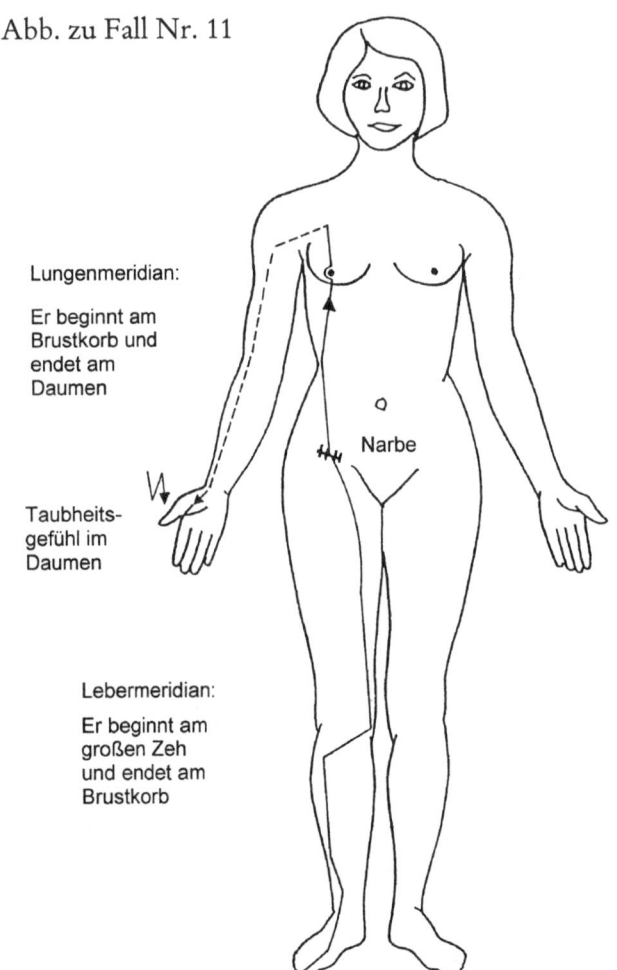

Lungenmeridian:

Er beginnt am Brustkorb und endet am Daumen

Narbe

Taubheitsgefühl im Daumen

Lebermeridian:

Er beginnt am großen Zeh und endet am Brustkorb

Die Beobachtung, daß bei Patienten mit Dickdarmkrebs der Wurmfortsatz doppelt so häufig entfernt worden war wie bei Personen, die nicht davon betroffen wurden, läßt einen Zusammenhang zwischen Tumorbefall und der Entfernung des Blinddarms vermuten. Außerdem tritt der bösartige Darmtumor bei Patienten ohne Wurmfortsatz gehäuft auf der rechten Seite, also auf der Seite der Narbe auf. Dies ist ein weiterer deutlicher Hinweis auf den Zusammenhang zwischen Narbe und Tumor. Noch heute ist die Blinddarmoperation der am häufigsten vorgenommene Eingriff am Unterleib und sollte nicht als Bagatell-Operation angesehen werden. In jedem Fall muß die Narbe sorgfältig entstört werden, um etwaige ernste spätere Folgen zu vermeiden.

12. Fall: Trockenes Auge, Magenschmerzen, Kopf- und Fußschmerzen

Gleich vier Beschwerdebilder traten bei einem sechzehnjährigen Mädchen infolge einer Operationsnarbe auf dem Fußrücken nach Entfernen eines Ganglions und durch eine Blinddarmnarbe auf. Besonders lästig war das am Morgen unangenehm trocken empfundene Auge. Das Auge wird über drei Meridiane mit Energie versorgt: den Blasen-, Magen- und Gallenblasenmeridian. Durch die Blinddarmnarbe wurde der Magenmeridian, durch die Fußnarbe der Gallenblasenmeridian geschwächt. Der Ursprung des Magenmeridians liegt am Kopf. Sein Ausfall verursachte Kopf- und Magenschmerzen, die Fußnarbe heftige Gehbeschwerden. Nach der Narbenentstörung war das Mädchen praktisch symptomfrei, auch das Brennen und die Trockenheit wurden nicht mehr wahrgenommen. Etwa acht Millionen Bundesbürger benötigen jährlich wegen mangelnder Tränenproduktion augenärztliche Behandlung. Das Auge wird in diesem Fall nicht mehr ausreichend mit Augenwasser versorgt, das sich normalerweise ständig in den Tränendrüsen bildet und wieder abfließt, um die empfindliche Hornhaut zu reinigen und mit Nährstoffen zu versorgen.. Bevor medikamentös behandelt wird und das sehr schmerzhafte Leiden chronisch wird, sollten vorhandene Narben unbedingt entstört werden.

Auch der Bildschirm stellt hohe Anforderungen an unsere Augen. Folgende Tips zur Schonung Ihrer Augen sollten Sie beherzigen: Der Abstand zum Bildschirm sollte ca. 80 cm betragen, legen Sie stündlich eine Pause von einigen Minuten ein. In dieser Erholungszeit blinzeln Sie öfter mit den Augen. Das ununterbrochene Starren auf den Bildschirm verlangsamt den Lidschlag von ca. 22 auf 7 Schläge pro Minute! Noch effektvoller ist es, wenn Sie das Fenster weit öffnen und die ultravioletten Strahlen 10 Minuten auf Ihr Gesicht scheinen lassen, wodurch die Hypophyse (Hirnanhangdrüse), die alle hormonproduzierenden Drüsen beeinflußt, stimuliert wird. Die Brille muß aber abgenommen werden.

Diabetes mellitus: neue Wege der Behandlung – neue Hoffnung für viele

Narben können zur Schwächung eines jeden Organs führen, auch der Bauchspeicheldrüse, was noch wenig bekannt ist. Jede breite Unterleibsnarbe nach Kaiserschnitt oder Totaloperation, jede Narbe am inneren oder äußeren Knie, jede Halsnarbe nach einer Schilddrüdsenoperation, jede Narbe am Großzehenballen und so manche Blinddarmnarbe kann leicht zu einer Schwächung der

Bauchspeicheldrüse führen, ja, sogar eine winzige Impfnarbe kann schwerwiegende Folgen haben. So ist es möglich, daß beim jugendlichen Diabetes vom Typ I, der eine besonders schwere, bis jetzt nicht heilbare Form des Diabetes darstellt, die Ursache eine Impfung ist. Diese kann ein schlagartiges und totales Versagen der insulinbildenden Zellen der Bauchspeicheldrüse verursachen. Nach Meinung des Münchner Professors Eberhard Standl kann man die wachsende Zahl der Diabeteskranken nicht ausschließlich als Zivilisationserkrankungen abtun. „Neben Erbfaktoren, Übergewicht oder Viruserkrankungen spielen auch andere, noch nicht erforschte Faktoren eine Rolle."

Eine dieser großen Unbekannten könnten die **Impfnarben** sein. Man sollte zumindest diese Möglichkeit in Erwägung ziehen, wenn bei Kindern besonders starke Impfreaktionen aufgetreten sind und nur wenige Jahre danach ein Diabetes diagnostiziert wurde. So berichtete die Mutter eines zehnjährigen Kindes, daß dieses zweimal am Oberschenkel geimpft wurde. Beim zweiten Mal, im Alter von drei Jahren, bildete sich an der Impfstelle ein dicker Wulst. Zwei Jahre später stellte der Hausarzt die Diagnose „Diabetes mellitus". Ein anderes Kind trug durch eine Brandverletzung eine ausgedehnte Beinnarbe davon und bekam später einen schwer einstellbaren Diabetes.

Unverträglichkeit von Speisen, einseitige Hörschäden, Mittelohrentzündung, Kopfschmerzen, Anfallsleiden (Epilepsie), Neurodermitis oder Leukämie im Kindes- und jugendlichen Alter lenken immer den Verdacht auf Impfnarben. Bisher galt es als sicher, daß der Diabetes der insulinpflichtigen Jugendlichen – seine Zahl wird auf 200 000 geschätzt bei insgesamt 4 Millionen Zuckerkranken – überwiegend erblich bedingt ist. Diese These ist aber im Einzelfall erst einmal in Frage zu stellen. Um dem schweren Schicksal des jugendlichen Diabetikers, der sich lebenslang Insulin spritzen muß und sich täglich mehrfach regelmäßig Blutzuckerkontrollen unterziehen muß, zu entgehen, lohnt sich der Versuch einer Narbenentstörunn.so frühzeitig wie möglich.

Eine Blockade der Meridiane durch Impf-, Operations- oder Unfallnarben läßt sich mit dem Stromtest ja sofort nachweisen. Ist noch eine Restfunktion der Hormon produzierenden Inselzellen der Bauchspeicheldrüse vorhanden und wird diese wieder ausreichend mit Energie versorgt, besteht auf alle Fälle die Chance der Regenerierung.

Bleibende Impfschäden kommen gar nicht so selten vor. Dr. med. Gerhard Buchwald aus Bad Steben berichtet von über 10 000 Impfgeschädigten von 1972 bis 1991 in der Bundesrepublik. Von diesen wurden aber nur 3000 vom Bundesgesundheitsamt anerkannt und damit finanziell entschädigt. Die Chancen einer Anerkennung bestehen aber nur, wenn man nachweisen kann, daß der Schaden in einem bestimmten kurzen Abstand nach der Impfung aufgetreten ist, der auch noch von Impfung zu Impfung unterschiedlich ist. Keuchhusten tritt angeblich nur bis zum dritten Tag und Kinderlähmung bis zu vier Wochen danach auf. Unerklärliche Schwächen und Krankheiten können aber auch erst einige Jahre später auftreten, wie im Fall 14 beschrieben. Pro Jahr werden ca. 450 neue Anträge auf Impfentschädigung gestellt. Die Dunkelziffer liegt noch viel höher.

Risiko-Babys (frühgeborene und untergewichtige Kinder) kommen oft aus keinen gesunden Familien. Als besonders schwerwiegend sind Allergien, Diabetes, schwere rheumatische Erkrankungen der Eltern einzustufen. Die mütterliche Stoffwechselstörung führt zu Strömungsveränderungen in der kindlichen Aorta und Karotis. Auch die Amalgamfüllungen in den Zähnen der Mütter (siehe Anhang), dazu die aufgenommenen Umweltgifte, inbegriffen Kuhmilch, Rauchen und Alkohol, verstärken den Summationseffekt der Gifte, denen das Neugeborene schutzlos ausgeliefert ist. Sein Immunsystem ist nämlich erst mit neun Monaten funktionsfähig und mit etwa zwölf Jahren voll ausgebildet. Nach Aussagen von Schweizer Ärzten hat die Abwehrkraft der

Kinder von geimpften Müttern bereits eine Schwächung erfahren! Masern der Säuglinge von Müttern, die die „echten" Masern gehabt haben, hat es bei uns früher nicht gegeben. Masern von Säuglingen von geimpften Müttern treten in Amerika zunehmend häufiger auf.

Impfschäden vorbeugen

Eine große Anzahl von Impfschäden wäre sicherlich vermeidbar, wenn der Arzt, der die Impfung vornimmt, Kenntnisse über den genauen Verlauf der Meridiane hätte und auf einer meridianfreien Hautstelle impfen würde. Auch sollte auf Empfehlung von Dr. med. G. Buchwald die Impfung erst nach dem dritten Lebensjahr erfolgen, um die schweren Dauerschäden des Gehirns erkennbar zu machen. Denn beim Säugling und Kleinkind können diese nicht erkannt werden. Später ist das Gehirn des Kindes besser ausgereift und auch sein Herzschlag ist kräftiger. Vielleicht ließe sich dann auch der mysteriöse plötzliche Kindstod aufklären, der meist in den ersten vier Monaten nach der Geburt eintritt und nach Delarue im Zusammenhang mit der Impfung gesehen werden muß, wenn er in einer Zeit bis zur vierten Woche nach einer Impfung auftritt. Von 1000 Säuglingen sind immerhin zwei bis drei von dem furchtbaren Schicksal betroffen. Sicherlich sind auch nicht wenige der lernbehinderten Kinder und jene, die Sonderschulen besuchen, in die Gruppe der Impf- und Giftgeschädigten einzureihen (hohe Dioxinbelastung der Muttermilch, Zigarettenrauchen oder Drogenkonsum während der Schwangerschaft etc.). Außerdem sind in den meisten zugelassenen Impfstoffen die sehr umstrittenen Zusätze wie Aluminium und Formaldehyd enthalten. So ist z. B. auch die gefährliche Dreifach-Impfung DTK (gegen Diphterie, Keuchhusten und Tetanus) mit diesen beiden Giften belastet. Allergiegefährdete Kinder sollten tunlichst von dieser Impfung verschont werden. Wird so ein kritischer Impfstoff dann noch genau auf einen Meridian plaziert, sind geistige Behinderungen besonders zu befürchten. Durch die genannten Risikofaktoren kann auch die Veranlagung zur Schizophrenie durch die genannten Risikofaktoren entstehen. Der Gedanke ist nicht abwegig, wenn man den wissenschaftlichen Leiter des Weltkongresses in Regensburg, Dr. med. Günter Ammon, Berlin, über Neurosen und Schizophrenie zu diesem Thema hört. Nach seiner Meinung liegen die Wurzeln der Schizophrenie, die eine besonders schwere Form der geistigen Erkrankung darstellt, in einer Entwicklungsstörung des Hirnstoffwechsels im kindlichen Alter, und zwar **vor dem dritten Lebensjahr, die der Neurose zwischen dem dritten und fünften Lebensjahr!** Wie man sieht, hat die Wissenschaft auf dem Gebiet der Impfschäden noch lohnende Forschung zu betreiben.

Seit einigen Jahren ist in unserem Land erfreulicherweise der Pockenimpfzwang aufgehoben, da die Pocken weltweit als besiegt gelten. Aber auch viele erfahrene Kinderärzte lehnen das Impfen gegen die drei klassischen Kinderkrankheiten Röteln, Masern und Mumps ab. Die Immunität hält nur eine begrenzte Zeit an und die Impfung muß öfter wiederholt werden. Im anderen Fall kann man unter Umständen im Erwachsenenalter noch einmal und meist schwerer erkranken.

Eine Hilfe für alle, die sich über dieses brisante Thema ein Urteil bilden möchten, sind die Bücher „Impfungen, der unglaubliche Irrtum" von F. u. S. Delarue, H. S. Coulter: „Dreifachimpfung, ein Schuß ins Dunkle" und B. Griese „Impfschadensbeurteilung".

Risikofaktor Milch für Mutter und Kind
zuckerkranke Kinder durch Kuhmilch

Über eine mögliche Entstehung des jugendlichen Diabetes durch den Genuß von Kuhmilch hat Hans-Michael Dosch von der kanadischen Universität Toronto einen bemerkenswerten Beitrag erstellt. Die Untersuchung von 142 insulinpflichtigen finnischen Kindern hat eine siebenfach höhere Konzentration an Antikörpern des Kuhmilcheiweißes Albumin wie die der Vergleichsgruppe mit gesunden Kindern ergeben. Die Antikörper zerstören die insulinbildenden Betazellen der Bauchspeicheldrüse, so daß diese bei zehnjährigen Kindern bereits bis zu neunzig Prozent funktionsuntüchtig geworden sind. Der Verzicht, das Kleinkind mit Kuhmilch zu ernähren, vermindere das Risiko, am jugendlichen Diabetes zu erkranken, um zwei Drittel, so der kanadische Wissenschaftler („Der Spiegel" vom 17. 8. 1992). Natürlich sollte sich auch die Mutter während der Schwangerschaft und Stillperiode vorsorglich aller Milchprodukte enthalten, um den Säugling nicht zu gefährden. Laut Untersuchung des Bundes für Umwelt und Naturschutz sowie der Bundesanstalt für Milchforschung in Kiel, ist lediglich die Milch von Öko-Bauern weniger mit Schadstoffen belastet.

Ein Allergietest des Neugeborenen (IgE-Test) gibt über eine Allergiegefährdung zuverlässig Auskunft. Ist die Zahl der Antikörper erhöht, geht man mit einer Kuhmilchernährung plus Impfung ein zusätzliches Gesundheitsrisiko ein.

Beim **Alters-Diabetes,** der überwiegend ernährungsbedingt ist, können als auslösende Faktoren überwiegend Operationsnarben in Verbindung mit einem gravierenden Vitalstoffmangel, hauptsächlich an dem Vitamin B1, verantwortlich gemacht werden.

Steht dem Körper nicht genügend Vitamin B1 zur Verfügung, kann der Zucker nicht oder nur ungenügend in der Leber gespeichert werden, er dringt. in die Blutbahn und der Mensch wird zuckerkrank. Wahre Wunder lassen sich manchmal mit einer dreimonatigen Kur mit flüssiger Bierhefe von Vitam oder Metz erreichen (Bäekerhefe verboten). Sie enthält den gesamten Vitamin-B-Komplex und Selen (entgiftet). Von den ca. 3000 Genen (Träger der Erbsubstanz) einer Hefezelle sind 100 Gene als Reparaturgene angelegt, d.h. kranke Körperzellen können sich 100%ig regenerieren Entwässerungstabletten, die Mineralstoffe ausschwemmen sowie Cortisonpräparate können die Mineralstoffbilanz erheblich verschlechtern. Durch eine konrsequente Umstellung auf basenreiche Vollwertkost von Öko-Anbau (Wichtig. Öko-Vollkornbrot, das den Blutzuekeranstieg bremst!), wenn nötig Gewichtsreduktion, kann man auf Tabletten weitgehend verzichten. Die Dicken benötigen sechsmal mehr Insulin als die Normalgewichtigen. Heilungschancen durch Insulin gibt es nicht, im Gegenteil, die Inselzellen der Bauchspeicheldrüse arbeiten immer träger und die Sterblichkeitsrate der Kranken steigt. Bei 40- bis 50jährigen ist die Lebenserwartung um 8 bis 10 Jahre verkürzt! Prof. Standl: „80% der Diabetiker lassen sich durch Ernährungsumstellung behandeln". So ließen sich die gefürchteten Spätschäden wie Nieren- und Harnwegserkrankungen, diabetische Nervenerkrankung, Erblindung, Fuß- und Beinamputationen (28.000 pro Jahr) verhindern. Die meisten Diabetiker gehen aber den bequemeren, Weg und bevorzugen Medikamente, anstatt ihre lebenslang eingefahrenen, ungesunden Verhaltensweisen zu ändern.

Im Anhang finden Sie eine bewährte Ernährungsanleitung für eine säurearme Gesundheitskost für alle Kranken und „noch" Gesunden.

13. Fall: Nach Unfall wurde aus leichtem ein schwerer Diabetes

Eine Patientin (Kurgast) berichtete, daß sie bis vor kurzem an einem leichten Alters-Diabetes gelitten habe. Nach einem schweren Unfall mit ausgedehnter Operationsnarbe am inneren und äußeren Knie verschlimmerte sich ihr Leiden in kurzer Zeit in einer Weise, daß sie von Tabletten auf Insulinspritzen übergehen mußte. Eine bestehende Unterleibsnarbe hatte bereits eine Schwächung ihrer Bauchspeicheldrüse zur Folge gehabt, und die Knienarbe löste dann die Katastrophe aus. Leider mußte die Patientin vor Beendigung ihrer Narbenentstörung abreisen, so daß ich diesen interessanten Fall nicht zu einem befriedigenden Ende abschließen konnte.

Bei allen Diabetes-Patienten, die ich im Laufe der letzten Jahre behandelt habe, habe ich nicht einen einzigen ohne schwächende Narbe gefunden!

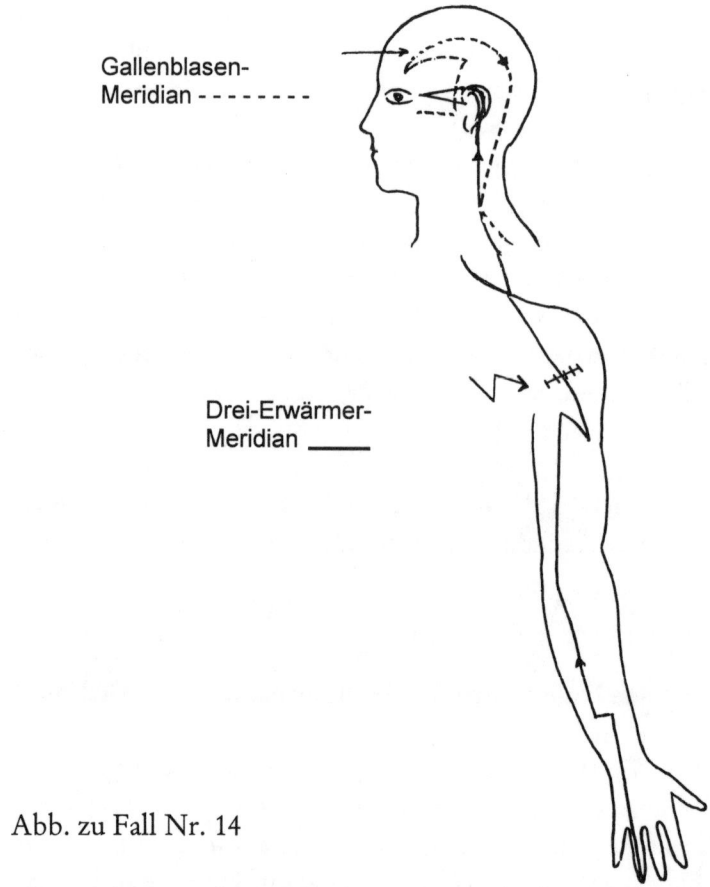

Gallenblasen-Meridian - - - - - - - -

Drei-Erwärmer-Meridian _____

Abb. zu Fall Nr. 14

14. Fall: Gallenstörung durch Impfnarbe

Eine Bekannte von mir konnte seit frühester Kindheit Fette schlecht vertragen. Auch in späteren Jahren hatte sich ihre Gallenschwäche nie ganz verloren, obwohl sie sich überwiegend mit Pflanzenkost aus Bio-Anbau ernährte. Anläßlich eines Besuches bewirtete ich sie mit Zwiebelkuchen, der ja bekanntlich sehr fetthaltig ist, ohne an ihre kritische Schwäche zu denken. Der Kuchen löste prompt Übelsein und Aufstoßen aus. Durch die Literatur über Impfschäden hellhörig geworden, ließ ich mir ihre Impfnarbe zeigen. Eine winzige, unscheinbare Narbe lag direkt auf einem Meridian, der Ohr und nachfolgend die Galle mit Energie versorgt. Ein etwas schlechteres Hörvermögen auf der Seite des geimpften Armes war ein deutlicher Hinweis auf eine Impfschädigung. Nach einer sofortigen Narbenentstörung, die etwa zehn Minuten dauerte, war das Aufstoßen von einer Sekunde zur anderen wie weggeblasen und ist auch in den folgenden Monaten nicht wieder aufgetreten. Nach 37 Jahren kann meine Bekannte nun wieder mit Genuß und ohne Reue ein gut geschmiertes Butterbrot essen.

Kopfschmerzen / Migräne durch Impfnarben

Verdächtig für Impfschäden im jugendlichen Alter nach Oberarm- oder Oberschenkelimpfung sind Galle-, Leber-, Seh- oder Hörstörungen sowie auch manchmal hartnäckige Kopfschmerzen. Die Autorin kann in dieser Beziehung mit weiteren Fällen aufwarten. Leiden Kinder bereits unter Kopfschmerzen, kann eine Impfnarbe am Oberschenkel außen auf dem Gallenblasenmeridian, der vom Auge kommt, zu chronischen Kopfschmerzen und meist auch noch zu Sehstörungen führen.

15. Fall: Mit 64 Jahren unerklärliche epileptische Anfälle

Bei einem Patienten von mir, der außer einer leichten Angina pectoris nie ernstlich krank gewesen war, trat im vorgerückten Alter wie aus heiterem Himmel ein epileptischer Anfall auf. Eine sofortige gründliche Untersuchung (einschließlich Computertomographie und Rückenmarkspunktion) in einer Universitätsklinik brachte außer der Feststellung einer geringen Blutdruckerhöhung keinen konkreten Hinweis auf die Ursache. Erst eine private Haaranalyse führte schließlich auf eine mögliche Spur: Überdurchschnittliche Belastung mit Aluminium und Kadmium, gänzliches Fehlen der Spurenelemente und ein erschreckender Mineralstoffmangel wurden offenbar. Die hohen Aluminiumwerte stammten sicherlich vom täglichen Teebrühen in einem nicht eloxierten Schnellkochtopf aus Aluminium und dem täglichen Gebrauch von aluminiumhaltigen Deodorants (Antischweißmitteln). Der jahrelange Verzehr von Lebensmitteln aus konventionellem Anbau, das regelmäßige Mittagessen in Gasthäusern und der tägliche Genuß von etlichen Tassen Schwarztee förderten den katastrophalen Vitalstoffmangel und die dadurch bedingte erhöhte Aufnahme von Giften. Nachdem der Alukochtopf durch einen Kochtopf aus Edelstahl ersetzt war, keine Deodorants mehr benutzt wurden und der Körper mit den fehlenden Mineralstoffen versorgt war, trat zunächst kein neuer Anfall mehr auf. Aber die Gefahr war noch nicht gebannt. Drei weitere Anfälle sollten noch folgen. Da entdeckte ich am Oberschenkel meines Patienten eine lange Operationsnarbe, ein Andenken vom letzten Krieg. Der Blasenmeridian, der am Kopf beginnt und den Rücken und die Rückseite der Beine mit Energie zu versorgen hat, war blockiert. Dies wirkte sich auf die entsprechende Gesichtshälfte negativ aus. Die Kriegsverletzung lag zwar schon lange zurück und hätte allein wohl nicht die Katastrophe ausgelöst, hätten nicht noch die vielen anderen ungünstigen Faktoren den Energiestau im Gehirn begünstigt und die Situation verschärft. Nachdem die Narbe entstört worden war, traten keine Krampfanfälle mehr auf, obgleich der Teegenuß beibehalten wurde. Bei der traumatischen Epilepsie (nach Unfällen) sollte der Arzt immer die Narbensituation abklären. Die Prognosen sind in diesem Fall günstig.

16. Fall: Gallenbeschwerden durch Narbe am Ellenbogen und am Handgelenk. – Einmal Gallendiät, immer Gallendiät?

Wer denkt schon an seine Narben am Ellenbogen und am Handgelenk, wenn ihn die Galle plagt? Eine Patientin mußte seit vielen Jahren ihrer empfindlichen Galle wegen Diät leben, was sie auch gewissenhaft befolgte. Sie aß wenig Fett und Fleisch, nichts Blähendes und bevorzugte überwiegend Produkte aus kontrolliert biologischem Anbau. Die Patientin sagte sich mit Recht, wenn ich nur lange genug meine Gallendiät durchhalte, muß ich doch eines Tages wieder völlig ohne Beschwerden sein. Aber der erhoffte Erfolg blieb aus. Die Gallenblase tat ihr nicht den Gefallen. Ein Butterbrot mehr, und sie „protestierte" wieder. Rohkost wurde kaum vertragen, der Unterleib war trotz Schonkost oft gebläht. Es versteht sich, daß die Patientin, eine überzeugte Anhängerin der Vollwertkost, zu dem sprichwörtlichen Strohhalm griff, als sie von der APM nach Penzel hörte.
In diesem besonderen Fall war ein kriminalistischer Spürsinn nötig, um die zahlreichen energetischen Blockaden aufzulösen. Die Patientin hatte es nämlich im Laufe ihres Lebens in Knochenbrüchen zur Meisterschaft gebracht. Nach jedem Skiurlaub kehrte sie mit neuen Blessuren heim. Zu den Frakturen am rechten Schlüsselbein, an beiden Handgelenken und beiden Ellenbogen gesellte sich noch ein Sehnenabriß am linken Daumen. Der Leser verfolge meine Ausführungen auf dem Energiestern

(siehe Abb. 2, S. 31). Sein Verständnis für die Zusammenhänge bei einem gestörten Energiekreislauf wird dadurch geschärft.

Eine Blinddarmnarbe über dem Magenmeridian störte (Dickdarm gestaut, Milz-Pankreas energieleer), die linke Ellenbogennarbe blockierte den Drei-Erwärmer (der nachfolgende Gallenblasenmeridian war energieleer). Das linke Handgelenk war ohne Narbe, aber die Fraktur hatte auch Auswirkungen auf den Ellenbogen dieser Seite, erkennbar an dem tauben Gefühl. Am rechten, narbenfreien Ellenbogen war der Drei-Erwärmer ebenfalls gestört, und wieder ging der Gallenblasenmeridian leer aus. Übrigens hatte die Patientin nach der Schlüsselbein- und Ellenbogenfraktur das Handgelenk gebrochen und an dieser Hand in der Folge einen Sudeck (schmerzhafter Knochenabbau, der eine schwere Komplikation bedeutet) bekommen. Mit Sicherheit hat die ungünstige Energiebilanz des rechten Armes die Entstehung des Sudecks entscheidend beeinflußt. Mit der erfolgreichen Narbenbehandlung war die Odyssee der Patientin zu den vielen Fachärzten beendet. Bereits nach der fünften Behandlung spürte sie eine deutliche Besserung ihrer Gallenblase; heute verträgt sie wieder Normalkost. So wurde die große Ausdauer von Patientin und Therapeutin bei den zwölf oft sehr langen Sitzungen reichlich belohnt.

17. Fall: Nach Oberarmbruch starke Ödembildung

Bei einem Einkauf im Reformhaus fragte mich die Inhaberin eines Tages, ob sie mir eine ihrer Kundinnen zur Begutachtung ihres Armes schicken dürfe. Es handelte sich um eine Oberarmfraktur, die schon längere Zeit zurücklag. Bisher war jede Behandlung zu Hause und auch die derzeitige während ihrer sechswöchigen Kneippkur mit Krankengymnastik und Lymph-

72

drainagen erfolglos geblieben. Der Arm blieb geschwollen, und nur mit größter Mühe und unter starken Schmerzen konnte sie ihn hochheben. Verständlicherweise war die Dame todunglücklich, hatte sie ja doch viel Zeit und Geld für die Behandlung aufgewandt. Da die Patientin schon anderntags abreisen mußte, sagte ich zu, mir den Arm noch am Abend anzusehen.

Der rechte Oberarm zeigte ein auffallend starkes Ödem, ungewöhnlich für eine normale, narbenlose Fraktur, wie sie hier vorgelegen hatte. Auf meine Frage nach eventuellen Narben zeigte mir die Patientin eine Narbe auf ihrem gesunden Oberarm; ihr Entstehen lag schon lange zurück und war auch nie als störend empfunden worden. Eine Überprüfung zeigte indessen, daß die Narbe „störte", d. h., der gesunde Arm wies einen starken Energiemangel auf, dafür der kranke Arm eine dementsprechend große Energiefülle (weil Energie ja niemals verlorengeht). Dieses „mehr" an Energie des kranken Armes hatte demnach schon vor der Fraktur bestanden. Die durch die Fraktur nun ausgelöste zusätzliche Energiefülle ließ den Arm wie einen Ballon anschwellen. Hier konnte nur eine Narbenentstörung am gesunden Arm und Energieauffüllung seiner sechs Meridiane eine Entlastung für den kranken Arm bewirken.

Nach drei Stunden Arbeit war das Werk vollbracht. Ich bat die Patientin, ihren kranken Arm hochzuheben. Zu ihrer großen Überraschung und Freude vermochte sie dieses, ohne dabei Schmerzen zu empfinden. Sie spürte eine Riesenerleichterung, obgleich ich ja nur an ihrem gesunden Arm gearbeitet hatte, was der Patientin zu Beginn der Behandlung nicht recht hatte einleuchten wollen. Nach ihrer Meinung war ein Wunder geschehen. Aber mit den Worten von Ernst Jünger gesprochen: „Das Wunder ist nicht eine Ausnahme, sondern eine Bestätigung großer Zusammenhänge."

Das Ziel jeder krankengymnastischen Behandlung nach Unfällen ist Schmerzfreiheit und die Wiedererlangung der vollen Beweglichkeit der Gelenke. Die Behandlung von Kontrakturen

(Versteifung der Gelenke durch Verkürzung von Sehnen und Muskeln) kann bei Beginn der Behandlung zunächst etwas vernachlässigt werden, um erst einmal den Energiefluß wieder herzustellen. Sobald dies geschehen und dadurch das betreffende Gelenk schmerzfrei ist, läßt sich die nachfolgende krankengymnastische Behandlung meist problemlos abkürzen. Vor allem muß sich der Patient jetzt nicht mehr mit schmerzverzerrtem Gesicht bei seinen Übungen abquälen. Die Pein ist weg, und in wenigen Sitzungen ist auch das Gelenk meist wieder voll beweglich.

Die schmerzhafte Schulter ist ein besonders dankbares Gebiet für die APM-Behandlung. Zwei Beispiele: Eine Patientin mit einer schmerzhaften, therapieresistenten Schulter und einer beginnenden Versteifung des Schultergelenks kam zur Behandlung. Infolge zweier Bandscheibenoperationen hatte sie eine lange Narbe über der Mitte der unteren Wirbelsäule. Offensichtlich bestand ein Zusammenhang zwischen Narbe und Schulterschmerz, denn der Schulterbereich gehört zum Energiegebiet des Rückens. Bereits während der Narbenentstörung trat völlige Schmerzfreiheit ein und die Beschwerden kamen auch nicht wieder.

Im zweiten Fall geht es um Beschwerden der rechten Schulter. Die Patientin hatte drei Jahre zuvor eine Fraktur des linken Handgelenkes mit Sudeck gehabt. Seitdem bestand eine Energieleere im linken Arm. Nach Zuführung von Energie in alle sechs Meridiane des linken Armes trat völlige Schmerzfreiheit der rechten Schulter ein (Energie wurde abgezogen).

Risikofaktor Narben bei Venenleiden

Drei Viertel der älteren und ein Viertel der jüngeren Erwachsenen leiden an krankhaft erweiterten Venen. Frauen sind viermal häufiger betroffen als Männer, und viele Krankschreibungen kommen auf das Konto von Venenleiden. Die Bindegewebsschwäche, um die es sich hier handelt, ist meist von den Eltern an die Kinder vererbt, d. h. im Klartext, die falschen Eßgewohnheiten der Eltern werden auf die Kinder übertragen (dicke Eltern, dicke Kinder). Diese werden mit der gleichen denaturierten, vitalstoffarmen Nahrung großgezogen, die als Folge früher oder später zu einer Übersäuerung des Körpers führt, erkennbar an dem sauren pH-Wert des Speichels. Daher ist bei allen venösen Leiden die Einhaltung einer säurearmen Ernährung oberstes Gebot, im anderen Fall schreitet das Venenleiden unaufhaltsam fort. Weißmehl, Zucker, sehr saure Früchte wie Zitrusfrüchte, Johannisbeeren, Stachelbeeren, sehr saure Äpfel (Boskop), Rhabarber, milchsaure Produkte, Sauerteigbrot, mit Essig zubereitete Speisen, Kaffee, Tee und Säfte sind weitgehend zu meiden. Die vielbeschworene „eine Tasse Kaffee" wirkt sich bei vorhandenen Krampfadern bereits negativ auf das erschlaffte Bindegewebe aus.

Zu den typischen Frühsymptomen von Venenleiden gehören müde und schwere Beine, kribbeln und Stauungszustände durch zu langes Stehen oder stehende und sitzende Tätigkeit und mangelnde oder fehlende Bewegung

Während die Arterien, große bis kleinste Blutgefäße bildend, durch die Pumpleistung des Herzens das Blut vom Herzen zu allen Körperteilen und Organen hinleiten und sie mit Nährstoffen und frischem Sauerstoff versorgen, muß das verbrauchte, mit Kohlensäure beladene venöse Blut gegen die Schwerkraft zum Herzen zurückfließen. Die tiefer gelegenen Venen sind in Muskeln eingebettet. Der Druck auf die Venen durch Betätigung unserer Beinmuskeln beschleunigt den Rückfluß des Blutes zum Herzen. Bei bewegungsarmen Menschen mit einer Veranlagung zur Venenschwäche kann sich diese empfindlich steigern und schließlich zu einem der vielen Venenleiden führen. Die Palette dieser Leiden reicht von den harmloseren Besenreisern (Venenerweiterung in der obersten Hautschicht) bis hin zu Krampfadern, Entzündungen, Ödemen, Thrombosen, offenen Beinen und Geschwüren. Eine Lungenembolie kann das Lebens-

licht dann einmal schnell auslöschen. Krampfadern sind keine Ba-
gatell-Erkrankungen und nicht nur ein kosmetisches Problem,
weil sie auf eine Stoffwechselschwäche des gesamten Organismus
hinweisen.

Eine Verschlimmerung der Venenschwäche eines bereits vorhandenen Venenleidens tritt meistens während einer Schwangerschaft ein. Die zusätzliche Blutmenge des Ungeborenen belastet
vermehrt den Blutkreislauf der werdenden Mutter. Dazu kommt
der Druck der wachsenden Gebärmutter auf die Beckenvenen.
Dreißig Prozent der Erstgebärenden und sechzig Prozent der
Frauen, die mehrfach geboren haben, müssen mit der Bildung
von Krampfadern rechnen, die sich aber in den meisten Fällen
nach der Geburt wieder zurückbilden.

Anders liegen die Verhältnisse bei vorhandenen Unterleibs-,
Rücken- oder Beinnarben, die noch zusätzlich den venösen Blutkreislauf in den Beinen belasten und eine massive Verschlimmerung der Krampfadern provozieren können.

Verödung von Venen – Venen-Stripping

Sind einmal alle anderen Behandlungsmethoden ausgeschöpft –
das Tragen von Kompressionsstrümpfen, Venensalben, kalte
Güsse, Krankengymnastik, Blutegelbehandlung (oft schlagartige
Besserung) usw. – und die Krampfadern werden zu einem kos-
metischen Problem, kommen chirurgische Entfernung oder Verödung der Venen in Frage.

Unter Verödung versteht man die Verklebung der oberflächli-
chen Venen durch gezielte Einspritzungen einer Lösung. Die
Verödung läßt sich nicht mehr rückgängig machen. Die Venen
sind dann für alle Zeiten für den Rücktransport des Blutes verloren und machen oft ein Nachveröden in regelmäßigen Abständen
erforderlich. Die in ihrer Zahl verringerten Venen können auf
Dauer natürlich nun erst recht nicht mehr volle Leistung erbrin-

gen und ermüden nach einiger Zeit. Bei der Verödung entstehen winzige Narben, die, liegen sie direkt über einem Meridian, meist auf dem Leber- oder Milz-Pankreas-Meridian stören können und die man in jedem Fall kontrollieren lassen sollte.

Sind die Krampfadern sehr ausgeprägt, werden die unschönen, hervorquellenden Venen, die dicht unter der Haut liegen, chirurgisch entfernt. Sie werden einfach herausgezogen. Diese Technik nennt man „Venen-Stripping". Sie erfordert mehrere zwei Zentimeter lange Schnitte in der Leistengegend und am Unterschenkel und setzt fast immer Blockaden im Energiekreislauf! In den meisten Fällen ist der Lebermeridian betroffen. Narben auf der Rückseite des Beines können auch den Blasenmeridian verärgern. Man scheue sich also nicht, nach solchen Eingriffen den Weg zu einem APM-Therapeuten einzuschlagen. Die Behandlungen ergeben positive Resultate ohne Nebenwirkungen.

Sportliche Aktivitäten wie Wandern, Radfahren und Gymnastik (Schwimmen im gechlorten Wasser weniger), wirken sich günstig auf den Muskeltonus der Beine aus.

Einseitige Krampfadern deuten übrigens häufig auf eine Blockade des Kreuz-Darmbeingelenks hin!

Risikofaktor Narben bei der chronischen Polyarthritis (cP)

An dem schweren entzündlichen Gelenkrheuma mit Befall der großen und kleinen Gelenke und Sehnen leiden ca. eine Million Menschen. 60 Prozent davon sind Frauen, die bekanntlich durch ihre Geburten öfter unters Messer müssen. Plötzliches schmerzhaftes Anschwellen der Gelenke, verbunden mit Hitze und Rötung der Haut ist ein Alarmzeichen. Dem Ausbruch der Krankheit geht meist ein jahrzehntelanger Prozeß voraus. Als gesicherte Erkenntnis gilt ihre *ernährungsbedingte Entstehung.*

Falsche Ernährung und die fehlenden Aufbaustoffe im Kindes-
und jugendlichen Alter tragen wesentlich zur Schwächung des
Immunsystems bei. Im Laufe der Jahre müssen eine Vielzahl von
Krankheiten und Operationen durchgestanden werden. Bereits
beim ersten Rheumaschub haben solche Patienten meist schon
eine stattliche Anzahl von Narben vorzuweisen. Jetzt ist es al-
lerhöchste Zeit, entscheidende Maßnahmen zu treffen, bevor die
Gelenke zerstört und die gefürchteten Versteifungen das Leben
zur Qual machen. Eine symptomatische Behandlung bringt auf
Dauer keine Hilfe. Ein neues, überzeugendes Konzept bietet sich
auch hier wieder durch eine Narbenentstörung an, was die folgende Krankengeschichte deutlich macht.

18. Fall: Polyarthritis
Erster schwerer Rheumaschub nach einer Operation

Mit achtundsechzig Jahren erlitt die Patientin ihren ersten schweren Polyarthritis-Schub mit Schwellungen der Hand- und Knie-
gelenke. Ein Labortest ergab schlechte Leberwerte. Nach ärztlicher Meinung waren diese ein Hinweis auf eine früher durchgestandene Hepatitis. An diese konnte sich die Patientin aber nicht
erinnern. Ihre zahlreichen Narben deuteten auf einen schwer gestörten Energiekreislauf hin, eine alltägliche Beobachtung bei allen chronisch Kranken. Der erste folgenschwere Eingriff erfolgte
mit dreißig Jahren, als die Patientin mit Dammschnitt ihr erstes
Kind gebar. Sechs Jahre später wurde eine Unterleibsoperation
mit Bänderstraffung vorgenommen, mit fünfundvierzig Jahren
eine Venenoperation (Venen-Stripping) an beiden Beinen. Im
Alter von achtundsechzig Jahren wurde die Patientin im Januar
1991 wegen Karpaltunnel-Syndrom (Daumenballen-Muskel-
schwund) an der rechten Hand operiert. Nicht vergessen sei ihre
Knienarbe aus der Jugendzeit (Magenmeridian gestört) und eine

durchgestandene Gürtelrose. Insgesamt waren sieben Meridiane durchtrennt. Als verhängnisvoll erwiesen sich die Venenschnitte und die Handnarbe. An beiden Beinen war der Lebermeridian blockiert, so daß die Leber energetisch total unterversorgt war und sie ihre Entgiftungsfunktion nur noch eingeschränkt wahrnehmen konnte. Der nachfolgende Lungenmeridian, der den Daumen mit Energie versorgt, war leer! und machte die Handoperation erforderlich. Die Handnarbe brachte dann das Faß zum Überlaufen. Vier Monate später ereilte sie der erste folgenschwere *Rheumaschub* und innerhalb eines Jahres stellte sich auf der geschädigten rechten Körperseite Schwerhörigkeit ein (Ausfall des Drei-Erwärmers durch Handnarbe). Der Ausbruch der Polyarthritis muß in diesem Fall in direktem ursächlichem Zusammenhang mit der letzten Operationsnarbe gesehen werden. Bei den schweren entzündlichen rheumatischen Erkrankungen liegt auch fast immer eine gravierende Vorschädigung des Körpers durch das giftige Quecksilber aus Amalgam-Zahnfüllungen vor. In diesem Fall waren die Amalgame 1985 ausgewechselt worden. Wenn man aber bedenkt, daß Quecksilber eine Halbwertszeit von achtzehn Jahren hat, d. h., erst nach dieser Zeit die Hälfte des Giftes abgebaut ist, dürfte das Quecksilber in der Patientin in diesem Leben wohl kaum „entsorgt" sein, wenn nicht mit entsprechenden Medikamenten oder auch Fasten, wie hier geschehen, nachgeholfen wird.

Schon nach der zweiten Narbenbehandlung konnte die Patientin ohne Knieschmerzen wandern, was ihr seit Jahren nicht mehr möglich gewesen war! Leber- und Magenmeridian belieferten das Knie wieder mit „Strom". Heute, sechs Monate nach meiner Behandlung, fühlt sich die Patientin wohl, ein neuer Rheuma-Anfall ist nicht wieder aufgetreten.

An diesem Fall wird einmal mehr die enge Wechselbeziehung zwischen Narben und Krankheit deutlich. Jedem an Polyarthritis Leidenden möchte ich die Wichtigkeit einer Narbenentstörung als Basistherapie vor Augen führen. Stillstand dieser Krankheit oder sogar völlige Ausheilung sind dann keine Utopie mehr. Alle weiteren erforderlichen Maßnahmen wie Heilfasten, Kuren und Ernährungsumstellung werden effektiver sein, wenn sofort, bei Ausbruch der Krankheit, der Energiekreislauf in Schwung gebracht wird. Man muß nicht sein schweres Schicksal in Ergebenheit ertragen. 50% aller Kranken haben chronisch verlaufende Leiden!

22 Operationen – tragische Bilanz solcher zahlreichen operativen Eingriffe

Ein Hilferuf von einer Dame. über die Rheuma-Zeitschrift „Mobil" veröffentlicht, enthüllt eine weitere Narbentragödie: „Wer hat Erfahrung mit künstlichem Ellenbogengelenk und kann mir davon berichten? Bin schon mehrmals an chronischer Polyarthritis operiert worden". Durch einen Anruf bei dieser Inserentin erfuhr ich von ihren 22 erfolglosen Operationen: an beiden Handgelenken, allen Fußzehen, beiden Hüftgelenken, Daumengelenk, beiden Kniekehlen (Zysten), beiden Kniegelenken, Künstliches Gelenk der großen Zehe, (Entfernung wegen Unverträglichkeit), linker Ellenbogen. Die Patientin schrieb, daß sie derzeit große Schmerzen in beiden Ellenbogen und, Schultergelenken hat."Die Operationsmühle hat nichts gebracht."

Fälle aus der Praxis Ebert

19. Fall: Starke Dauerkopfschmerzen durch Operations-narben an Wirbelsäule und Steißbein

Eine achtundfünfzigjährige Frau litt seit neun Wochen an rasenden Dauerkopfschmerzen. Sie kam im Frühjahr 1989 in meine Praxis. Ein EEG (Messung der Gehirnströme), eine Röntgenaufnahme des Schädels und ein Computertomogramm hatten keinen Hinweis auf die Ursache dieser, wie die Patientin sagte, nicht mehr länger auszuhaltenden Kopfschmerzen gebracht. Die sie begleitende Tochter bestätigte, daß die Mutter vor Schmerzen keinen Schlaf mehr finde und Selbstmordgedanken geäußert habe. Kopf und Nacken hatte die Patientin in dicke Schals und Tücher gehüllt, da sie das Gefühl hatte, jeder Luftzug, ja jede leiseste Berührung mit kalter Luft verschlimmere ihren Zustand. Ihr Hausarzt hatte sie Anfang November 1988 an einen Facharzt der Orthopädie überwiesen. Der Arzt setzte über fünf Wochen täglich (!) mehrere Spritzen, zuerst im Bereich der Halswirbelsäule, später direkt unter die Kopfhaut des Hinterkopfes, ohne daß die leiseste Spur einer Besserung (bis auf die zwei bis drei Stunden anhaltende Betäubung) zu erkennen gewesen wäre. Nachdem bei dieser Patientin eine auf der Wirbelsäule (durch eine sechs Jahre zurückliegende Bandscheibenoperation) und eine in Höhe des Steißbeines (Verletzung im Kindesalter) befindliche Narbe eine Woche hindurch täglich behandelt und entstört wurden, wichen die Schmerzen von einem zum anderen Mal mehr. Heute, zwei Jahre später, ist die Patientin schmerzfrei. Die Schmerzen sind nicht wieder aufgetreten. Nach den im Jahre 1990 durchgeführten 300 000 Bandscheibenoperationen klagte jeder fünfte Patient über stärkere Beschwerden als vor der Operation!

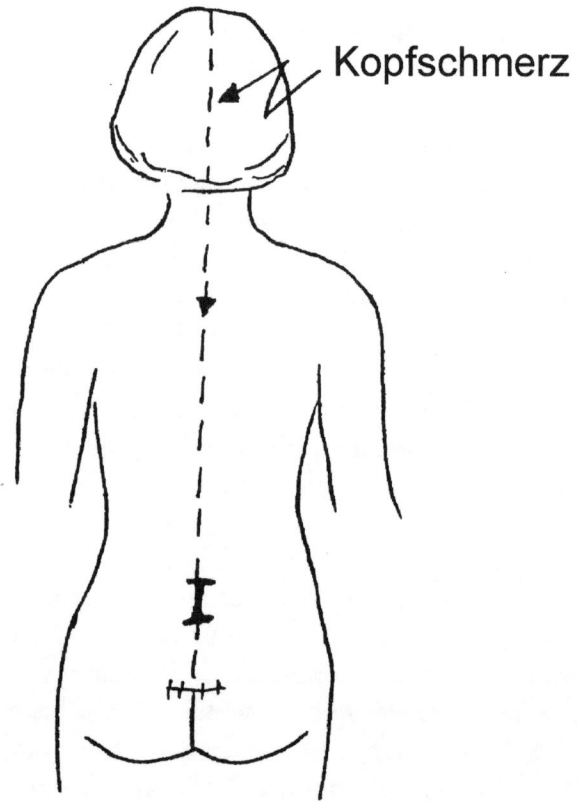

Gouverneurgefäß (GG)

Kopfschmerz

20. Fall: Linksseitige Augenmuskellähmung durch Narbe in Höhe der linken Stirnpartie

Bei einem zweiundvierzigjährigen Patienten trat nach einer mit Antibiotika behandelten Grippe sowie körperlichem und physischem Streß (Arbeitsplatzwechsel) während einer längeren Autofahrt unvermittelt eine linksseitige Augenmuskellähmung auf, die zu Seh- und Orientierungsstörungen führte. Der sofort konsultierte Augenarzt diagnostizierte die Lähmung, verordnete eine Augenklappe, die linksseitig halbe (innere Seite) Abdeckung des Brillenglases, Medikamente und ein regelmäßiges Augentraining. Nachdem sich der Zustand (der Patient war die ganze Zeit über krankgeschrieben) während sechs Wochen nicht gebessert hatte, kam der Mann mit der Bitte um Hilfe zur AKUPUNKT-MAS-SAGE nach Penzel in meine Praxis. Auffallend war eine deutlich sichtbare Narbe an der linken Stirnseite, die er als Kind (bei einem Autounfall) davongetragen hatte. Eine weitere Narbe fand sich am linken Oberschenkel (ebenfalls von diesem Unfall herrührend). Nachdem beide Narben entsprechend behandelt worden waren, verschwand die Augenmuskellähmung genauso unvermittelt, wie sie aufgetreten war. Schon in den darauffolgenden Wochen nahm der Mann seine Arbeit wieder auf. Vom Augenarzt war ihm vorher angedeutet worden, daß er sich auf einen Mindestkrankenstand von sechs Monaten einstellen müsse.

21. Fall: Pankreatitis durch Narbe am linken Unterschenkel

Ein neunundvierzigjähriger Patient, der zwei Herzkranzgefäßoperationen hinter sich hatte, bei welchen ihm Blutgefäße aus den Beinen entfernt und an das Herz verpflanzt worden waren, kam mit akuten Schmerzen im Bauchbereich als Notfall in die Klinik. Nachdem eine Herz- bzw. Gefäßkrankheit ausgeschlossen werden konnte, ergab die Diagnostik, daß eine akute Bauchspeicheldrüsenentzündung die Beschwerden verursachte. In der Lebens- und Ernährungsweise des Patienten war die Ursache nicht zu finden. Der Vorgang wiederholte sich im Jahr 1989 mehrfach. Eine entsprechende Ernährungsumstellung und die

Einnahme von Medikamenten brachten keine dauerhafte Änderung. Erst eine Narbenbehandlung im Sinne *der Akupunkt-Massage* nach Penzel (am linken Bein befand sich eine Narbe vom oberen Rand des inneren Knöchels direkt an der Schienbeininnenkante bis zum Knie hinaufziehend, unmittelbar im Verlauf des Milz-Pankreas-Meridians) brachte eine bis heute anhaltende Beschwerdefreiheit.

22. Fall: Bronchialasthma

Ein Geschäftsmann, fünfzig Jahre, unter enormem Leistungsdruck stehend, litt seit einem Jahr unter Bronchialasthma. Klinische Diagnosen und Untersuchungen bei Spezialisten ließen keine Ursache erkennen. Der Patient bekam vom Arzt Cortison-Spray, das Anfälle unterdrückt, aber keine Heilung bringt. Von mir eingesetzte Homöopathica brachten eine leichte Besserung, verlängerten die Intervalle, konnten jedoch die Anfälle nicht stoppen.

So entschied ich mich zu einer energetischen Behandlung. Die energetische Leere im Brustbereich wurde durch eine Tonisierung (Energieaufladung) der Yin-Meridiane behoben. Allmählich vergrößerten sich die Abstände zwischen den Anfällen, das Spray mußte weniger oft genommen werden. Als „Medizin" bekam der Patient die Aufgabe, bei den ersten Anzeichen eines Anfalls sofort die Yin-Meridiane am Handgelenk kräftig zu massieren. Dadurch gelang es ihm, die Anfälle teilweise zu unterdrücken. Das stärkte seine Sicherheit und sein Vertrauen in die Behandlung, denn zu Beginn der Therapie stand er meiner energetischen Arbeit mit Skepsis gegenüber. Eine handfeste manuelle Therapie wäre seinem Verständnis näher gekommen. Durch einen „Kunstfehler" meinerseits war es mir dann auch gelungen, den Patienten vollends von der Energetik zu überzeugen und aus dem Saulus einen Paulus zu machen. Was war passiert?

Der Mann kam eines Tages mit heftigen Rückenschmerzen in die Praxis, und da seine Rückenmuskulatur sehr verspannt war, setzte ich die bewährten Schröpfköpfe. Nach zehn Minuten begann er sich zu räuspern und zu husten, und sofort wurde mir klar, daß ich mit dieser massiven Energieverlagerung vom Yin ins Yang einen Anfall provoziert hatte. Ich entfernte sofort die Schröpfgläser, massierte kräftig das Konzeptionsgefäß und den Nierenmeridian, setzte so im Brustbereich einen Energie-See (energetische Aufladung), und die Folge war, daß der Anfall sofort aufhörte. Nicht nur für den Patienten, sondern auch für mich war diese Erfahrung sehr aufschlußreich, denn sie lehrte mich, bei jeder Therapie energetische Gesichtspunkte zu berücksichtigen. Und abermals wurde mir klar, welche Möglichkeiten dem Energetiker an die Hand gegeben sind.

Zwei Narben, eine Blinddarmnarbe und eine längliche, querliegende Narbe am linken Oberschenkel wurden mitbehandelt. Beide Narben, die jeweils den Leber- und Milz-Pankreasmeridian durchtrennten, waren mitverantwortlich für die energetische Leere im Brustbereich. Die Behandlung wurde einige Monate durchgezogen. Der Patient hatte seither keine Anfälle mehr und kann seinen Verpflichtungen ungestört nachkommen.

Es ist höchst bedauerlich, daß das organbezogene Denken der westlichen Mediziner die eigentliche Ursache nicht erkennt und so dem Patienten oft lebenslange Beschwerden zumutet. Was in der Elektronik schon längst vollzogen ist, nämlich eine Betrachtungsweise in energetischen Kreisläufen, ist im westlichen medizinischen Denken noch meilenweit von seiner Verwirklichung entfernt.

23. Fall: Seit 15 Jahren Unterschenkelbeschwerden mit Gehbehinderung

Frau S., fünfundsechzig Jahre, litt seit fünfzehn Jahren an Unterschenkelbeschwerden mit zunehmender Gehbehinderung. Auch des Nachts hielten die Schmerzen an und verursachten schlaflose Stunden.

In den USA stellte man 1981 als Ursache der Schmerzen einen erhöhten Fascien-Druck (Fascia = Muskelhülle) an den Unterschenkelmuskeln, der Extensorengruppe (Streckmuskulatur),

Abb. zu Fall Nr. 23

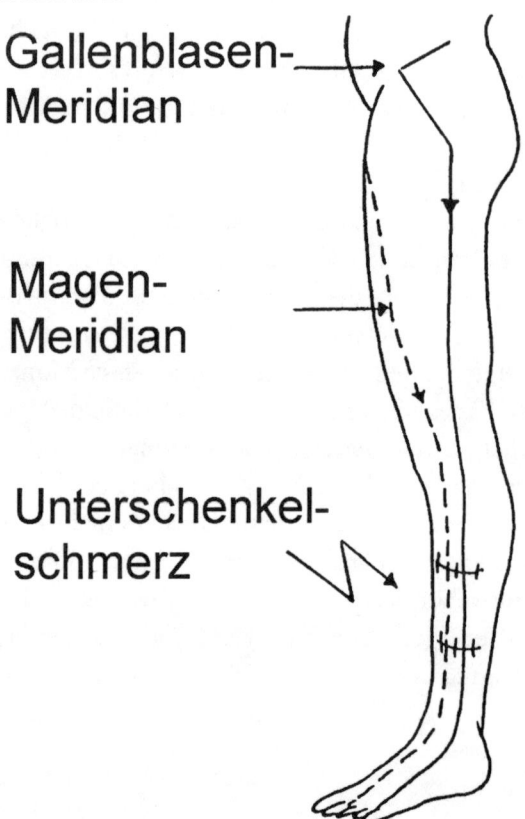

Gallenblasen-
Meridian

Magen-
Meridian

Unterschenkel-
schmerz

fest, der operativ durch je zwei Entlastungsschnitte behandelt wurde. Die Operation verlief komplikationslos, und Frau S. konnte daraufhin eine Strecke bis zu zwei Kilometern schmerzfrei gehen. Auch nachts schlief sie wieder ohne diese quälenden Beschwerden.

Schon nach einem halben Jahr traten jedoch wieder dieselben Schmerzen auf wie früher, und das Gehen wurde für die Patientin zur Qual. Deshalb wurde dieselbe Operation in Deutschland nach einem Jahr wiederholt. Im Laufe der Jahre wurden mehrere Spezialisten konsultiert, aber keine Behandlung konnte den Zustand bessern. Auch der Umstand, daß sich die Schmerzen nachts verschlimmerten, besonders wenn sich die Patientin auf die Seite legte, blieb für die Ärzte unerklärlich.

In diesem bedauernswerten Zustand kam Frau S. im Frühjahr 1990 in meine Praxis. Ich konnte ihr keine großen Hoffnungen machen, schlug aber vor, es mit einer energetischen Behandlung zu versuchen. Die erste Behandlung (Tonisierung der Yang- und Yin-Meridiane mit dem Massage-Stäbchen ab Kniehöhe sowie energetische Massage mit Narbencreme und energetische Fußgelenkbehandlung mit Einbeziehung der Meridian-Übergänge an den Zehen) hatte zur Folge, daß die Schmerzen nach der Behandlung schwächer waren, sich jedoch auf dem Heimweg dermaßen steigerten, daß Frau S. es kaum bis zur Bahn schaffte. Doch schon am nächsten Tag war eine Linderung der Beschwerden eingetreten. Frau S. kam nun regelmäßig wöchentlich in meine Behandlung. Und mit jeder Sitzung trat eine kleine Besserung ein. Die Narben wurden mitversorgt, und des Nachts konnte sich Frau S. ohne Schmerzen wieder auf die Seite legen. Die Narben, die vorher den Gallenblasen- und den Magenmeridian durchtrennten, hatten offenbar den Energiefluß gestört. Die Energie wurde aufgestaut, so daß der Druck des seitlichen Liegens auf Hüfte und Oberschenkel (hier verlaufen die Meridiane) genügte, die schlafstörenden Schmerzen zu verursachen.

Im Sommer fuhr Frau S. für drei Wochen in die USA, wo ihr Sohn als leitender Chirurg in einer Klinik in Detroit tätig ist. Der Urlaub verlief beschwerdefrei. Ihr Sohn, den sie über die Behandlung unterrichtete, konnte ihr nur empfehlen, die Therapie, die ihr geholfen hatte, fortzusetzen.

Im Herbst verbrachte Frau S. einen zweiwöchigen Urlaub in Südtirol. Ich hatte ihr kleine Touren empfohlen, statt dessen wurden es ganztägige Wanderungen. Sie war überglücklich, nach all den vielen Jahren wieder wandern zu können. Außer einem leichten Muskelkater waren keine Beschwerden mehr aufgetreten.

24. Fall: Schmerzen im Stirn-Kopf-Bereich und Schwindelgefühle

Ein junger Mann, fünfundzwanzig Jahre, hatte seit einer verschleppten Grippe, die ein Jahr zurücklag, bohrende Schmerzen im Stirn-Kopf-Bereich mit täglichen Schwindelgefühlen, besonders am Morgen. Alle ärztlichen Untersuchungen ergaben keinen Befund. Zehn chiropraktische Behandlungen an der HWS brachten keine Erleichterung. So kam der Patient zu mir in die Praxis. Mein energetischer Tastbefund sagte mir, daß im Kopfbereich eine energetische Fülle vorliegt. Außerdem erfuhr ich, daß bei der täglichen heißen Kopfwäsche der Zustand sich jedesmal verschlechtere, was meinen Befund der energetischen Fülle bestätigte; denn Wärme ist ja Plus-Energie, die eine bereits bestehende Fülle weiter auffüllt. Meine energetische Behandlung nach Tast- und Ohrbefund und die Empfehlung an den Patienten, die Haare nur noch mit lauwarmem Wasser zu waschen, brachten nach vier Behandlungen eine Verlagerung des Schmerzes von der Stirn zur Schädeldecke.

Mit der energetischen Behandlung erfolgte gleichzeitig eine Wirbelsäulenbehandlung, da am rechten Bein eine Verkürzung von einem Zentimeter und eine Verlagerung des obersten Halswirbels

(Atlas) nach links festgestellt wurde. Der Ausgleich des Becken-schiefstandes und die Behebung der Atlas-Verlagerung brachten eine erhebliche Verminderung des Schwindels. Jedoch blieb der Gesamtzustand wechselhaft. Erst eine Narbenbehandlung – der Patient hatte seit dem sechsten Lebensjahr eine flächendeckende Narbe am linken Hüftgelenk, eine Blinddarmnarbe und eine klei-ne Narbe am Daumen, am Endpunkt des Lungenmeridians – führte zum gewünschten Erfolg. Nach der sechsten Behandlung kam der Patient freudestrahlend in die Praxis und teilte mir mit, daß er nun schon seit Tagen schmerzfrei wäre – zum ersten Mal seit einem Jahr.

In diesem Fall, bei einem so robusten jungen Mann, waren die Narben wohl nicht unmittelbar an dem Krankheitsgeschehen beteiligt. Erst als der Körper durch eine nicht ausgeheilte Grippe geschwächt war, kam die durch die Narben verursachte Ener-gieflußstörung zur Auswirkung.

25. Fall: Seit 20 Jahren Migräne-Kopfschmerzen

Frau R., sechzig Jahre alt, litt seit zwanzig Jahren an migräne-artigen Kopfschmerzen. Jeden Witterungswechsel, jeden Föhntag konnte sie mit Sicherheit voraussagen, da sie jedesmal von starken Schmerzen geplagt wurde. Alle Therapieversuche – mit Schmerztabletten, Injektionen, Kuren u. a. – waren bisher fehl-geschlagen. Energetisch fand ich eine Leere im Yang-Bereich vor, also eine energetische Leere auch im Kopf, die durch dorsale (den Rücken betreffende) Akupunkt-Massagen aufgefüllt wurden. Narben, die von einer vor fünfzehn Jahren erfolgten Uterus-Exstirpation (Entfernung der Gebärmutter) und einer Zysten-Operation an der linken Brust herrührten, wurden entstört und mit Narbencreme behandelt. Die ersten vier Wochen behandelte ich Frau R. zweimal wöchentlich, dann folgte für zwei Monate eine Behandlung pro Woche. Bereits nach den ersten Behandlungen trat eine merkliche Besserung ein. Nach drei Monaten war die Patientin völlig schmerzfrei. Sie konnte es anfangs nicht so recht begreifen, daß bei Wetterwechsel keine Beschwerden mehr auftraten und wartete „vergebens" auf die Schmerzen, die seit nunmehr zwei Jahren verschwunden sind.

Abb. zu Fall Nr. 26

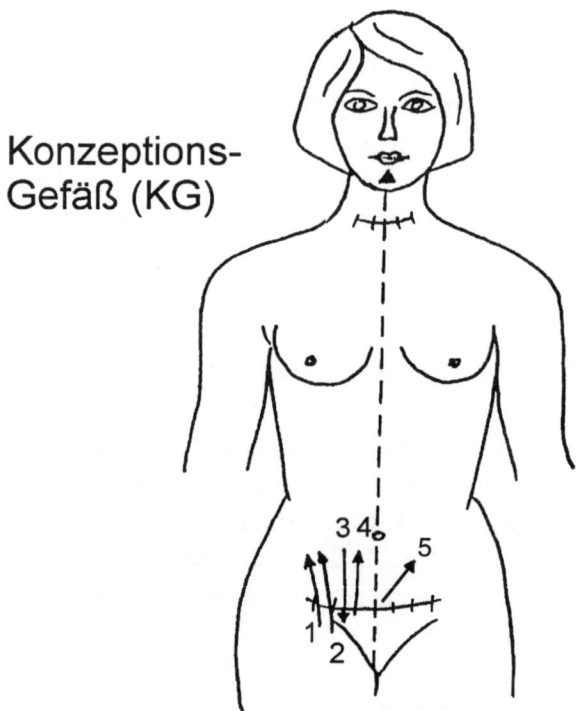

Konzeptions-
Gefäß (KG)

1 = Lebermeridian
2 = Milz/Pankreasmeridian
3 = Magenmeridian
4 = Nierenmeridian
5 = Konzeptionsgefäß

26. Fall: Depressionen nach Kaiserschnitt- und Schilddrüsenoperation

Eine Mutter von zwei Kindern kam wegen Depressionen in meine Behandlung. Eine querliegende Narbe am Unterleib nach zweimaligem Kaiserschnitt und eine Narbe am Hals nach einer Schilddrüsenoperation verursachten eine massive Störung der Yin-Meridiane. In Frankreich konnte ihr mit Akupunktur geholfen werden. Jetzt wollte sie eine ähnliche Behandlung. Der Tastbefund wies auf eine Leere im Yin-Gebiet hin. Die erste Behandlung der Yin-Meridiane brachte ein allgemeines Wohlbefinden. Nach weiteren zwei Behandlungen und Entstörung der Narben war bei der Patientin das seelische Gleichgewicht wiederhergestellt. Einmal jährlich kommt sie weiterhin zur Behandlung. In der Zwischenzeit verwendet die Patientin energieleitende Narbencreme.

27. Fall: Herz- und Kreislaufbeschwerden durch eitrigen Zahn

Ein klassisches Beispiel für den Wirkungsmechanismus über den Energiekreislauf aus der Zahnheilkunde sei im folgenden gegeben.
Herr M. kam mit heftigen Herzschmerzen in die Praxis. Injektionen und Medikamente hatten die Beschwerden nur kurzfristig lindern können. Die Tonisierung des Herz-Kreislauf- und Lungenmeridians half genau zwei Stunden, darauf stellte sich der akute Herzschmerz wieder ein. Ein eitriger Zahn brachte in den nachfolgenden Tagen die Lösung. Nachdem der Zahn gezogen war, trat augenblicklich Besserung ein. Der Zahn befand sich unter dem Magenmeridian, der über Wangen und Hals zur Brust verläuft, und hatte die Herzbeschwerden ausgelöst. Umgekehrt können chronische Unterleibsbeschwerden des urogenitalen

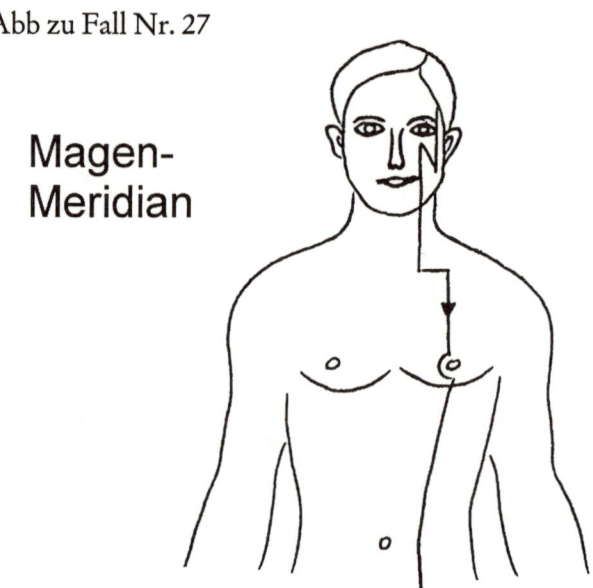

Abb zu Fall Nr. 27

Magen-
Meridian

Systems die Ursache von Erkrankungen der Frontalzähne im Unterkieferbereich sein.

Allein zwanzig verschiedene Zähne können über das Meridiansystem Knieschmerzen auslösen! Weisheitszähne haben eine energetische Beziehung zum Herzen und können schwerste Herzattacken verursachen, wenn sie schräg liegen. Ursache einer chronischen Verstopfung ist nicht selten in einer Erkrankung des Sechser-Zahnes zu finden. Dieser Zahn unterhält Beziehungen zum Dickdarmmeridian, der über die Wange verläuft. Nach Dr. E. Adler kann eine Druckempfindlichkeit der Querfortsätze des zweiten Halswirbels auf Störfelder im Oberkiefer und der des dritten Halswirbels auf Störfelder im Unterkiefer hinweisen. In diesem Fall sind Manipulationen an der Halswirbelsäule natürlich sinnlos. Die bestehenden Wechselbeziehungen zwischen Zähnen/Kiefer und Organen, Gelenken, Wirbeln, endokrinen Drüsen und Sinnesorganen über den Energiekreislauf sind bei allen chronischen Leiden zu beachten.

Dulden Sie keine toten Zähne in Ihrem Mund!

28. Fall: Chronischer Husten und Heiserkeit

Ein Optiker, 43 Jahre, kam verzweifelt in meine Praxis. Seit 15 Jahren litt er an Heiserkeit und Hustenreiz. Da er als Optiker mit seiner Kundschaft viel reden mußte, war dieser Umstand für ihn zu einer unerträglichen Belastung geworden. Er hatte alle Kapazitäten in diesem Bereich aufgesucht, niemand hatte ihm aber bisher helfen können. Die Ursache seiner Beschwerden war schnell gefunden: eine breite Halsnarbe als Folge einer Schilddrüsenoperation. Nach Entstörung der Narbe waren alle lästigen Symptome verschwunden und sind bis heute nicht wieder aufgetreten. Nur insgesamt 8 Behandlungen waren nötig, um dem Patienten Freude am Leben und an seinem Beruf wiederzugeben. Zusätzlich wurde noch eine schwere silberne Kette, die der Patient um seinen Hals trug, entfernt. Da Silber beruhigend wirkt (Gold aktivierend!) hatte diese Kette wohl zusätzlich den Energiekreislauf geschwächt.

29. Fall: Chronische Müdigkeit

Immer mehr Patienten kommen. in die Praxen, die sich total erschöpft durch's Leben schleppen. Das Interessante dabei ist, daß von ärztlicher Seite kein Befund eines organischen Leidens vorliegt. In solchen Fällen. sage ich den Patienten, daß die Batterie leer ist und erkläre es mit dem Beispiel vom Auto: Ein vollgetanktes Auto kann nicht fahren, wenn die Batterie leer ist! Das Fatale dabei ist, daß solche Patienten oft stark beruhigende Mittel bekommen, was die ohnehin. prekäre Situation noch verschlimmert. Zittrige Hände, leichte Erregbarkeit, nächtliche Schweißausbrüche kommen. nicht von zu viel, sondern von zu wenig Energie!

Sehr häufig findet man unter solchen Patienten Manager, Lehrer, Therapeuten, Erzieher, Krankenschwestern, die gewöhnlich unter enormem Leistungsdruck stehen und sich völlig verausgaben.

In diesem Fall handelt es sich um eine Lehrerin, 60 Jahre, die sich körperlich erschöpft und niedergeschlagen fühlte.

Hier setzte ich vor der Behandlung die Kirlian-Diagnostik ein. Sie wurde in Deutschland durch. Peter Mandel entwickelt (siehe auch Seite 16). Durch das Kirlian Hochfrequenzgerät läßt sich Meridian-Energie an Fingern und Zehen sofort sichtbar machen.

Bild 1. Aufnahme

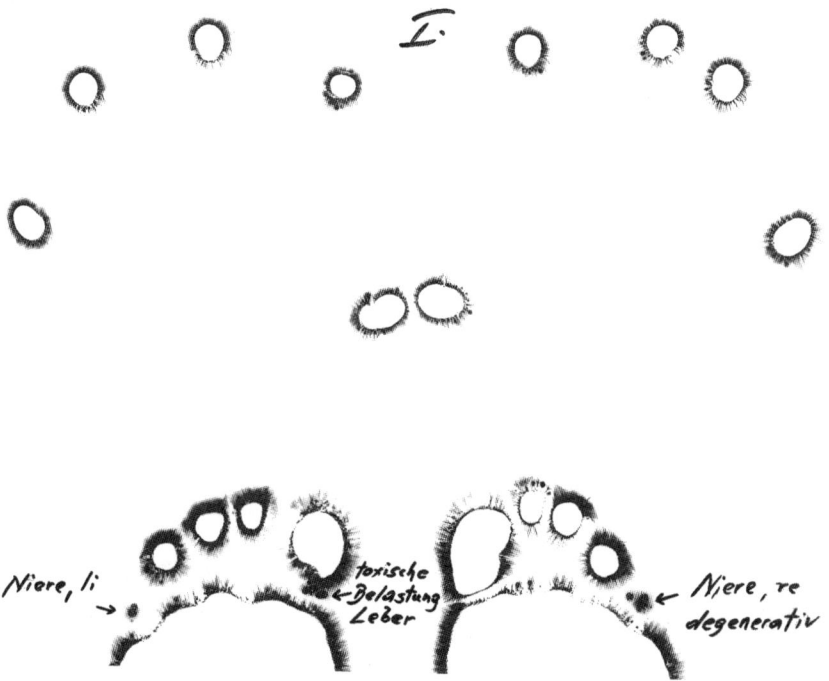

1. Aufnahme: Die erste Aufnahme zeigte im unteren Stoff-wechselbereich (Zehen = Yin-Meridiane) eine toxische Belastung der Leber, sowie den Ausfall der Nieren-Meridiane, die sich nur punktförmig darstellen. Auch die oberen Yag-Meridiane (Finger) wiesen insgesamt eine verminderte Strahlung auf (degenerativ). Vor der energetischen Behandlung erfolgte die obligatorische Narbenentstörung. Eine querliegende Narbe am rechten Eier-stock, sowie eine Schilddrüsen-Narbe störten den energetischen Funktionskreislauf. Eincremen der Narben, sowie morgendliche energetische Bürsten-Massage empfehle ich allen. meinen Patien-ten!

Bild: 2. Aufnahme

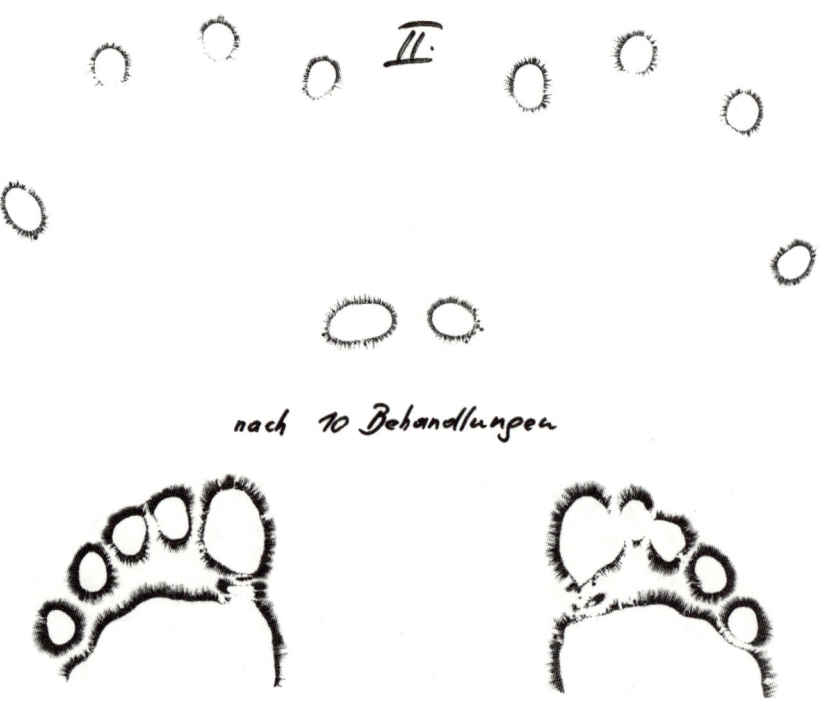

nach 10 Behandlungen

2. Aufnahme: Nach 10 Behandlungen und einer sechswöchigen
Entgiftungs-Therapie (Phönix Entgiftungstherapie) erfolgte eine
Kontroll-Aufnahme, die eine deutliche Besserung der Kirlian-
Fotografie zeigte. Auch beim Patient war ein neues Lebensgefühl
eingetreten. In dieser Kontroll-Aufnahme sehen wir, wie sich die
toxische Belastung der Leber und die degenerative Strahlung der
Nieren aufgelöst haben. Auch die Kompaktstrahlun der oberen
Yang-Meridiane (Finger) sind verschwunden und haben einer
leichten Strahlung Platz gemacht.

96

30. Fall: Tinnitus – die moderne Ohrfolter

Immer häufiger kommen die Patienten in die Praxis mit Erkrankungen der Ohren: Tinnitus, Hörsturz oder Morbus Menière (Drehschwindel). Tinnitus ist der Fachausdruck für Ohrgeräusche. Etwa 6 Millionen Menschen leiden an zeitweisen oder dauernden quälenden Ohrgeräuschen wie klingeln, klopfen, rauschen, dröhnen, welche die Lebensqualität der Betroffenen oft stark einschränken und das Leben manchmal zur Hölle machen. Schlafstörungen. Depressionen bis hin zu Selbstmordgedanken begleiten oft solchen Dauerstreß.

Der Hörsturz wird als Infarkt des Ohres bezeichnet und ist eine meist einseitig auftretende plötzliche Schwerhörigkeit bis zur völligen Taubheit. Die Menière-Krankheit steht für anfallsweisen Schwindel, oft mit Erbrechen und Übelkeit und signalisiert schwere Durchblutungsstörungen. Als auslösende Faktoren für die Schädigung der feinen Sinneszellen im Innenohr kommen viele Ursachen in Frage. Durch eine überstarke Geräuschkulisse in Discos oder aus Walkmans kommt es bei 1/4 aller jungen Menschen bereits zu einer Beeinträchtigung ihres Hörvermögens. Auch Explosionen oder Knall können zu akuten Hörstürzen oder Tinnitus führen. Als Verursacher sind ferner kranke Zähne und Probleme im Bereich des Kiefers zu nennen. Amalgame sollten auf alle Fälle entfernt werden, sowie alle wurzelbehandelten Zähne. An degenerative Veränderungen der Halswirbelsäule ist ebenfalls zu denken. Die obersten beiden Halswirbel unterhalten Beziehungen zum Innenohr! Eine Empfindlichkeit dieser Wirbel auf Druck läßt auf eine Mitbeteiligung am Tinnitus schließen. Ferner können Schädel-Hirn-Verletzungen, Herz- und Kreislauferkrankungen, sowie hoher Blutdruck oder auch verhärtetes Ohrenschmalz das Ohr in Mitleidenschaft ziehen.

Der chronische Tinnitus ist mit durchblutungsfördernden Maßnahmen, Lasertherapie u.a. selten dauerhaft beeinflußbar. Jedoch lassen sich mit Akupunktmassagen und Narbenentstörung, selbst in hoffnungslosen Fällen, noch erstaunliche Besserungen oder gar Heilungen erzielen.

Beispiel: Tinnitus nach Silversterknall

Einem Patienten, 53 Jahre alt, wurde die Raketenknallerei in der Silvesternacht zum Verhängnis. Der Krach löste plötzlich massive Geräusche seines rechten Ohres·aus. Infusionen vom Ohrenarzt konnten den Tinnitus nicht beseitigen. In dieser verzweifelten Situation kam der Patient in meine Praxis. Durch zwei Narben lag bereits·eine Vorschädigung seines Ohres vor. Eine Narbe am rechten Zeigefinger, die den Meridian Drei-Erwärmer blockierte, der das Ohr mit Energie versorgt und eine Blinddarmnarbe wurden entstört. Nach 12 Behandlungen über den Energiekreislauf war und blieb der Patient beschwerdefrei.. Eine Vielzahl von Patienten, die mich wegen anderer Krankheiten konsultieren, leiden u.a. auch häufig unter Tinnitus. Immer wieder kommt dann später die erfreuliche Rückmeldung, daß sie durch meine energetische Akupunkt-Massage gleichzeitig auch vom Tinnitus befreit, wurden Als Ergänzung zur Meridianbehandlung hat sich übrigens hervorragend die Ohrakupunktur bewährt.

Erstaunen in der Praxis – Denken Sie an Narben!

Was in der Praxis immer wieder aufs neue überrascht, ist nicht so sehr die Häufigkeit von vorhandenen Narben, wie vielmehr die Ahnungslosigkeit der Patienten, ja selbst der Ärzte und Chirurgen, denn für diese ist mit der Entlassung aus dem Krankenhaus oft die Behandlung des Patienten beendet.

Wir haben als klassisches Beispiel das „Postcholecystektomie-Syndrom" – die lateinische Bezeichnung für nach einer erfolgten Gallenblasenoperation auftretende Beschwerden. Deren Ursachen werden häufig nicht gefunden, und die symptombezogenen Medikamente helfen nur in seltenen Fällen, weil eben die Ursache, die mit der Operation gleichzeitig erfolgte Durchtrennung der Meridiane, die sich unter der Haut befinden, nicht erkannt wird. Eine Behandlung der Narben und des gestörten Energiekreislaufes kann hier aber oft schlagartig eine Besserung herbeiführen.

Die Reihe der interessanten Fälle ließe sich beliebig fortsetzen. Zum Beispiel können chirurgische Eingriffe bei abstehenden Ohren folgenschwere Komplikationen auslösen, da der Meridian Drei-Erwärmer, der die Ohren energetisch versorgt, ausfällt. Eine rechtzeitige Narbenentstörung könnte hier vor früher Schwerhörigkeit bewahren. Normalerweise betrifft die Altersschwerhörigkeit beide Ohren. Bei einseitiger Schwerhörigkeit ist an eine Energieflußstörung durch Narben auf der betroffenen Seite zu denken.

Die Bereitschaft zu Entzündungen, wie bei der oft therapieresistenten Schulter, bei Sehnenscheidentzündungen oder beim Tennisellenbogen (Überlastungsschaden des Ellenbogens beim Tennisspielen), kann sich auch ohne sportliche Betätigung, ohne Prellungen oder Verstauchungen, einstellen. Lange Arbeitsausfälle für die Patienten sind dann die Regel. Bei allen Leiden, die länger dauern und chronisch werden, gilt unsere Empfehlung: Denken Sie an Narben!

Unfallbedingte Erkrankungen

Alle schweren Unfallopfer sollten anschließend an die Akut-Therapie zur Weiterbehandlung an einen Penzel-Therapeuten überwiesen werden. Die Behandlungsserien ließen sich dadurch meist stark abkürzen, desgleichen Arbeitsausfälle und Reha-

Maßnahmen. Viele Schädel- und Hirnverletzte zum Beispiel könnten durch eine Narbenbehandlung nach Penzel von ihren quälenden Kopfschmerzen befreit werden und auf diese Weise einer Frühinvalidität entgehen. In diesem Zusammenhang möchte ich auch die interessanten Hinweise von Dr. h. c. A. Vogel in seinem Buch „Krebs, Schicksal oder Zivilisationskrankheit?" über die Entstehung von Gehirntumoren erwähnen, die meine Ausführungen über Narben erhärten. Auf Seite 209 schreibt Vogel: „Gehirntumore sind nach meiner jahrzehntelangen Beobachtung und Erfahrung in der Regel Unfall-Spätfolgen. Wenn man solche Patienten oder Eltern fragt, dann kommen plötzlich spärliche Erinnerungen zutage, daß man einmal beim Eislaufen, Skifahren oder Klettern auf den Schädel gefallen ist oder ihn auf eine andere Weise angeschlagen hat."

Wird eine Narbe mit Hilfe des Testgerätes als Störfaktor ermittelt, so weiß der Therapeut, noch bevor der Patient über seine Krankengeschichte berichtet hat, welche Beschwerden oder Schwächen vorliegen müssen, und da sollte man auch nicht zögern, unverzüglich mit der Narbenentstörung zu beginnen, ohne erst verschiedene andere Therapien durchzuprobieren. Man sollte sich im klaren sein, daß letzten Endes auch allen Naturheilverfahren wie der Homöopathie, der Wassertherapie, den Bäderheilkuren usw. kein Langzeiterfolg beschieden sein kann, wenn nicht zuvor bestehende Narbenblockaden aus dem Weg geräumt werden. Ebenso verlieren Yoga-Kurse, autogenes Training (die durchaus ihren Stellenwert besitzen), T'ai Chi, Reiki oder was es sonst noch an weiteren Modekursen gibt, unter dem Blickwinkel der Energetik an Bedeutung. Ist doch die überwiegende Zahl solcher Kursteilnehmer mit einer angeschlagenen Gesundheit behaftet, die sich bei näherer Untersuchung oftmals als ein Narbenproblem entpuppt.

Und nicht zuletzt werden auch Fastenkuren besser durchgestanden, wenn das Herz-Kreislauf-System nicht durch Narben belastet ist.

Nach jedem noch so kleinen chirurgischen Eingriff sollte der Patient vom Arzt auf die Dringlichkeit einer Narben-Nachbehandlung hingewiesen werden. Damit könnten Neuerkrankungen und viele oft lang anhaltende Schmerzzustände verhindert und erhebliche Folgekosten gespart werden.

Eine Empfehlung an den Patienten

Welche neuen Beschwerden im Anschluß an eine Operation oder Unfall auch immer auftreten mögen: Denken Sie sofort an die NARBEN!
Sobald die Wunde verheilt ist (drei bis vier Wochen nach der Operation) und die Temperatur des Gewebes sich normalisiert hat, sollten Sie die Narbe selbst täglich massieren. Bei älteren Narben ist das Narbengewebe etwas von der Unterhaut abzuheben. Und so zupft und knetet man zweimal täglich fünf Minuten die betreffenden Stellen über einen Zeitraum von mehreren Wochen, bis sich der Gesundheitszustand, also das Schmerzempfinden gebessert haben. Achten Sie darauf, daß Sie nicht nur begrenzt die Narbe, sondern auch das gesamte Narbenumfeld (etwa fünf Zentimeter um die Narbe) in Ihre „Eigenbehandlung" einbeziehen. In jedem Fall sollte man aber später die Narbe von einem APM-Therapeuten kontrollieren lassen.
Zur Unterstützung der Narbenmassage hat sich u. a. die APM-Creme bewährt. Eine hochwirksame Ergänzung zur Narbenbehandlung ist außerdem eine Kur mit Vitamin E (siehe Anhang). Jüngere Narben sind meist leichter zu behandeln und zu entstören als die älteren. Verständlicherweise erschwert das Vorhandensein mehrerer Narben die Behandlung. Nur mit viel Engagement und Geduld kann man dann solch ein kaputtes Energiesystem wieder flott machen. Ein großer Vorzug dieser Behandlung ist, daß bei ihr nicht mit unerwünschten Nebenwirkungen

gerechnet werden muß, auch können teure Medikamente eingespart werden. Das fehlende Wissen auf dem Gebiet der Narbenentstörung bedeutet einen dringenden Nachholbedarf. Auf einer Ärztetagung wurde über eine notwendige Reform der Ärzteausbildung diskutiert: „Was sie wissen müssen, bringt ihnen keiner bei", war zu hören. Leider sehen viele Jungärzte mit dem Examen ihre Ausbildung als beendet an. Daher wurde die Bereitschaft zum ständigen Weiterlernen gefordert, um neue und tiefere Zusammenhänge zu erkennen, denn wie das Sprichwort sagt: „Stillstand ist Rückgang."

Am Ende ihrer Aufzeichnungen angelangt, hoffen die Autoren, daß es ihnen gelungen ist, mit diesen zahlreichen Beispielen aus der Praxis Sie auf ein Gebiet der Medizin, das bisher allzu stiefmütterlich behandelt wurde, aufmerksam zu machen. Diese Arbeit soll dazu beitragen, daß alle im Heilberuf Tätigen möglichst bald die erforderlichen Kenntnisse in der APM n. P. erlangen.

An eine Narbenentstörung ist immer dann zu denken, wenn eine Therapie nicht die erhoffte Besserung gebracht hat. Die Narbenbehandlung ist aber nur ein Steinchen im Mosaik der Energetik und der Ganzheits-Medizin. Es können jedoch von ihr oftmals die entscheidenden Impulse über Erfolg oder Mißerfolg in der Therapie ihren Ausgang nehmen.

An dieser Stelle gedenken die Autoren noch einmal dankbar des genialen, viel zu früh verstorbenen Willy Penzel, der es verstand, aus der überaus umfangreichen Akupunktur-Lehre der Chinesen eine relativ einfache, praxisbezogene und äußerst wirkungsvolle Behandlung abzuleiten. Maßgebend ist nicht mehr der enorme Ballast der Theorien oder das Lokalisieren der über 350 Akupunktur-Punkte, sondern der „energetische Durchblick" am Patienten. Keine Punktrezepte werden mehr bedient, die bei einem Patienten helfen und beim anderen nicht mehr helfen, sondern therapiert wird nach den augenblicklichen energetischen Fülle- oder Leere-Zuständen der Meridiane am Patienten, die immer wieder neu ermittelt werden müssen. Dadurch verfällt der Therapeut in keinen Schematismus, sondern wird immer wieder zu neuem Denken motiviert.

Vergessen wir auch nicht, dem Schöpfer Lob und Dank zu sagen für seine gnädige Führung. Immer in Zeiten, in denen es besonders not-wendig war, wurden uns Menschen geschenkt, die neue Wege zu einer erfolgreichen Heilbehandlung fanden. Zu diesen begnadeten Menschen gehören u. a. Willy Penzel, der „Wasser-Doktor" Pfarrer Sebastian Kneipp sowie Samuel Hahnemann und Wilhelm Schüßler, die Begründer der Homöopathie und der Biochemie.

Bitte beachten Sie die Bücher AKUPUNKT-MASSAGE nach Penzel, Band 1, 2 und 3,
Eigenverlag: W. Penzel, Willy-Penzel-Platz 2, 37619 Heyen.

Penzel-Kurse in der behördlich anerkannten Privatschule, sowie Anschriften von APM-Therapeuten können über den Internationalen Therapeutenverband, AKUPUNKT-MASSAGE e.V., Willy-Penzel-Platz 2, D-37619 Heyen, Telefon 0 55 33/10 73 (auch 10 72 oder 13 56), Fax 0 55 33/15 98, bezogen werden.

Anhang I

Krank durch Amalgam – eine harte Realität

Immer wieder werden die Autoren mit Fragen über Amalgamfüllungen von seiten der Patienten bedrängt. Wegen der Komplexität des gerade heute so aktuellen Themas Amalgam, das so viele Sachgebiete einbezieht, halten wir es daher für notwendig, es gesondert und für den Leser leicht verständlich und ausführlich zu behandeln.

Es kann nicht oft genug auf die Problematik Amalgam hingewiesen werden, denn Amalgamfüllungen in den Zähnen bedeuten bei allen Erkrankungen ein zusätzliches Risiko für einen komplikationslosen, schnellen Heilungsverlauf, auch in bezug auf Narbenbildungen.

Amalgame sind Metallverbindungen aus etwa fünfzig Prozent anorganischem Quecksilber mit Zusätzen aus Silber, Zink, Zinn und Kupfer und werden bei siebzig Prozent aller Zahnfüllungen verwendet. Warum nun sind Amalgame abzulehnen? Im elektrisch leitfähigen Mundmilieu werden durch elektrolytische Zersetzung der Metalle Ionenwanderungen ausgelöst, und das bedeutet, daß Spuren von diesen Metallen in den Organismus gelangen, wie Prof. G. Wagner und Medizinalrat Prof. Dr. Thomas Till aus Wien nachweisen konnten. Zinn, Silber und Quecksilber in Ionenform sind starke Gifte. Der Elektrolysevorgang wird beschleunigt und die abgegebene Quecksilbermenge erhöht sich um ein Mehrfaches

1. durch die Benutzung von fluorhaltigen Zahnpasten,

2. wenn sich noch andere Metalle im Mund befinden, z.B. Gold oder Stahl, die die Entstehung einer Strombrücke begünstigen.

3. durch den Genuß von säurehaltigen oder heißen Speisen und Getränken, oder auch durch Schwitzen. Vielleicht ist dies auch ein Grund dafür, daß manche Menschen keine Saunabäder vertragen können und das Schwitzen nicht als Befreiung, sondern als Belastung empfinden. Treten Herz- oder Kopfschmerzen auf, sollte man auch an eine Rückvergiftung durch Quecksilber denken.

4. durch Strukturveränderungen des Amalgams und Freisetzung von Quecksilber bei Arbeiten am Computer durch das elektromagnetische Feld des Computermonitors (nach einer schwedischen Studie).

Abrieb von Quecksilber durch Kauen
Schwächung des Immunsystems

Quecksilber hat eine hohe Anziehungskraft zu den Eiweißstoffen der menschlichen Zelle. Die Quecksilberdämpfe gelangen über die Schleimhäute der Nase in das Nervenzentrum des Gehirns. und mit dem Speichel auch in den Verdauungstrakt und somit in den Blutkreislauf. Bereits nach zehnminütigem Kauen auf Kaugummi kann man im Speichel und in der Atemluft bei Menschen mit Amalgamfüllungen eine auf das Vierfache erhöhte Quecksilberkonzentration feststellen, bei neueren Amalgamfüllungen sogar die achtfache Menge, desgleichen nach dem Zähneputzen. So löst natürlich das Kauen auf Nahrung ähnliche Effekte aus.

Auf einem Symposium von Zahnärzten in Wien am 30. März 1990 über das Thema Amalgam wurde berichtet, daß die für das reibungslose Funktionieren des Immunsystems verantwortlichen T-Lymphozyten innerhalb von 20 Minuten um ein Drittel abnahmen, wenn bei vorhandenen Amalgamfüllungen Kaugummi gekaut oder ein Glas Zitronenwasser getrunken wurde. „Nach restloser Entfernung der Amalgame und aller anderen Schwermetalle im Mund hat man eine **Zunahme der T-Lymphozyten um 53% beobachtet!**

Die Hemmung der Immunreaktion tritt bereits bei niedrigen Belastungen auf, die weit unterhalb der Mengen liegen, die eine spezifische Schwermetallvergiftung auslösen" (so der Bericht von Dr. Maruna/Dr. Perger vom Max-Boltzmann-Institut, Wien).

Auch das angeblich gesundheitlich unbedenkliche gamma-2-freie Amalgam unterscheidet sich nach Aussagen des Bundesgesundheitsamtes hinsichtlich seiner Quecksilberabgabe in keiner Weise vom gamma-2-haltigen Amalgam.

Übersäuerung durch Quecksilber

Die Einwirkung des Quecksilbers auf die Magen- und Darmschleimhäute verursacht eine Verschiebung des Basen-Säuregleichgewichtes des Gewebes zur sauren Seite hin und damit eine empfindliche Störung des Kalkstoffwechsels. Schon eine einzige Tablette, die nur ein Millionstel Gramm Quecksilber enthält, läßt den pH-Wert abfallen, wie Berthold de Beaulieu in dem Aufsatz „Die Amalgamfüllung und ihre Auswirkung auf den Organismus" („Naturheilpraxis" 9/1978) berichtet. Übersäuerung führt immer zu einer mangelhaften Knochenbildung im jugendlichen Alter und im Erwachsenenalter zu einer frühzeitigen Entmineralisierung von Knochen und Gelenken. Über fünfzig Prozent der Kinder und Jugendlichen weisen bereits ein Kalziumdefizit auf, das in späteren Jahren kaum mehr aufgefüllt werden kann, wenn nicht noch rechtzeitig die Ernährung auf eine biologische Vollwertkost umgestellt wird und eine entsprechende Zahnsanierung erfolgt. (Neunzig Prozent der Schulanfänger haben Zahnfüllungen!)

Aus den dargelegten Gründen ist das gewöhnlich vom Arzt verordnete Haltungsturnen bei Rückenschwäche allein, ohne die erforderliche Zahnsanierung, völlig unzureichend.

Genetische Veränderung der Darmbakterien durch Quecksilber

Dies wurde durch Versuche an Menschen und Affen nachgewiesen. Durch Veränderung der Gene entwickeln die neuen Bakterien eine Resistenz gegen Antibiotika. Eine unheilvolle Kettenreaktion: Der Arzt verordnet gegen eine schwere Salmonellen-Infektion Penicillin, Streptomycin u. ä., aber die Medikamente sind unwirksam, der Feind kann nicht mehr erreicht werden, weil die Bakterien inzwischen durch Amalgamfüllungen immun gegen Antibiotika geworden sind. Eine plausible Erklärung für die zunehmende Wirkungslosigkeit der Antibiotika, die weltweit zu einer ernsten Gefahr geworden ist.

Mutter Amalgamträgerin – Säugling gefährdet

Die quecksilberhaltigen Amalgamfüllungen in den Zähnen der Mutter zählen zu den Risikofaktoren für ihr Kind. Über die Plazenta und die Muttermilch nimmt es giftiges Quecksilber auf, das sich beim Neugeborenen vermehrt in Leber und Nieren nachweisen läßt. Der Start ins Leben eines solchermaßen vorbelasteten jungen Erdenbürgers beginnt schon unter denkbar ungünstigen Vorzeichen. Sein Immunsystem und damit seine Lebensenergie werden, wie sich bald herausstellen wird, deutlich geschwächt sein. Zunächst können unauffällige Symptome eine Immunschwäche signalisieren: Infekte, langsame Entwicklung aller Fähigkeiten (Sprache, späte Schulreife). Laut Bericht der Kassenärztlichen Vereinigung des Saarlandes ist jedes Kind in Deutschland achtmal im Jahr bettlägerig krank!
In „Krankengymnastik intern" 7/93 berichten Dr. med. E. und Dr. med. M. Bonnet/Reutlingen über die vielfachen neurologischen, organischen und vegetativen Störungen von Säuglingen, deren Mütter Amalgamfüllungen hatten. Durch Quecksilber geschädigte Säuglinge bekamen sofort über einige Wochen zur Entgiftung morgens Selen und abends Zink. Bereits nach kurzer

Zeit waren die Säuglinge frei von allen auffälligen Beschwerden. Je früher so eine Ausleitung erfolgt, umso größer ist die Chance, keine bleibende Hirnschädigung zu erleiden. Eine vollwertige Ernährung der Mütter mit Amalgamfüllungen konnte bei einer reichlichen Aufnahme von Selen und Zink die krankhaften Symptome der Neugeborenen mildern.

Im Kindes- und jugendlichen Alter werden weitere Schwächen sichtbar. Nach langjährigen Beobachtungen an Kindern mit Haltungsschäden wie z. B. Rückgratverkrümmungen oder angeborenen Fehlbildungen der Füße und der Hüftgelenke (Hüftdysplasien), die zum orthopädischen Turnen kommen, kann man im Mund der Mütter und meist auch bereits im Mund der Turnkinder die verdächtigen schwarz-glänzenden Füllungen entdecken. In Tierexperimenten konnte man Mißbildungen durch Quecksilber erzeugen!

Störungen der hormonproduzierenden Drüsen durch Quecksilber

Besonders die Hirnanhangdrüse (Hypophyse), Nieren, Leber sowie die Schilddrüse speichern vermehrt Quecksilber, was eine verminderte Jodaufnahme der Schilddrüse zur Folge hat. Jodmangel ist heute ein verbreitetes Übel. Wer an Jodmangel leidet, sollte auch an Quecksilbervergiftung denken und schleunigst die Konsequenzen ziehen. Das ist besonders heute, durch die erhöhte Belastung mit Radioaktivität wichtig. Bei Jodmangel nimmt die Schilddrüse nämlich vermehrt radioaktives Jod auf. – Nach einer schwedischen Studie steigt nachweisbar der Quecksilbergehalt in Nieren und Gehirn bereits nach einer einzigen Amalgamfüllung. Je mehr Füllungen, desto höher die Anreicherung mit Quecksilber.

Bereits 31 Tage nach Einbringen derAmalgamfüllungen ist die Blutfilterung, die Hauptaufgabe der Nieren, um 50% eingeschränkt

Amalgamfüllungen: Ursache von Parodontose?

An gezogenen Zähnen stellte man fest, daß erhebliche Mengen von Quecksilber und Zinn in den Zahnwurzeln und Kieferknochen angereichert waren (Depotbildung): bis zu 79 000 µg/kg Quecksilber, wodurch Zahnfleischentzündungen begünstigt wurden. Viele Forscher sind sogar der Ansicht, daß Amalgamfüllungen überhaupt die Ursache der Parodontose sind. Der Franzose Berthold Charles de Beaulieu stellte an vielen seiner Patienten fest, daß die Zähne wieder ihren alten Härtegrad zurückerhielten, nach dem das Amalgam entfernt worden war. Bei sechzig Prozent der Amalgamfüllungen bildet sich unter der Füllung wieder Karies, auf Grund der Schrumpfung der Füllung (Abgabe von Metallionen und der folgenden Spaltbildung zwischen Zahn und Füllung). Da aber nicht alle Patienten mit Amalgambelastung an einer Parodontose leiden, kommen noch weitere Faktoren als Auslöser in Betracht:

Mangelernährung, verschiedene Metalle wie Gold und Amalgam im Mund oder Veränderung des Mundmilieus

Elektrolytische Vorgänge zwischen den verschiedenen Metallen im Mund und denen des Gewebes (Natrium, Kalium, Calcium) verschieben das Milieu von basisch auf sauer. Dadurch werden pathogene Keime begünstigt, die Entzündungen, mehr Zahnstein und Parodontose zur Folge haben. Spätestens zwei Jahre nach Einbringen der Füllung fangen die Amalgame an, ihre unheilvolle Wirkung zu entfalten, wie der Zahnarzt Dr. Hans Haf in Kaufbeuren in seiner Schrift „Zum besseren Verständnis für den biologisch orientierten Menschen" berichtet. Darin heißt es:

„Augenentzündungen, Sehstörungen, einseitige Erblindung, Darmentzündungen, die Bereitschaft zu Magen- und Darmgeschwüren, Herzbeschwerden und chronische Katarrhe der oberen Luftwege, besonders bei Kindern, sind oft auf Amalgame zurückzuführen. Deshalb sollten vor einer geplanten Mandeloperation die Amalgamfüllungen entfernt werden. Somit haben die

Mandeln eine Chance, sich zu erholen und die körpereigene Abwehr wieder funktionstüchtig zu machen."

Störungen durch Amalgame können auch Kopfschmerzen auslösen, schwere chronische Müdigkeit (nach Bericht der Universitäts-Frauenklinik Uppsala), Haarausfall (jede dritte Frau leidet daran), Unfruchtbarkeit von Frauen (Studie an der Heidelberger Universitäts-Frauenklinik), Depressionen, Schlafstörungen, sauren Geschmack im Mund, Zerstörung des Geruchssinnes oder auch cerebrale Anfallsleiden. Selbst die Nervenkrankheit Multiple Sklerose führen manche Mediziner mit auf eine Quecksilberbelastung zurück. In Afrika, wo die Multiple Sklerose bislang unbekannt war, trat nach Einführung von Zahnbehandlungen mit Amalgam im Gefolge die MS auf. Alle MS-Patienten, die ich als Krankengymnastin behandeln mußte, hatten ausnahmslos die gefährlichen Zahnfüllungen.

Das sollte es nicht mehr geben!

Unglaublich aber wahr: Auf einer Tagung der Selbsthilfegruppe der Epileptiker konnte man doch wirklich noch einige schwer Betroffene mit Amalgamfüllungen entdecken!

Ein Patient mit Kolitis Ulcerosa (schwere entzündliche Erkrankung des Dickdarms) konnte ebenfalls die stattliche Anzahl von 9 Amalgamfüllungen vorweisen. Der bleichgesichtige Patient mit Cortisonbehandlung traktiert und schlechtem Blutbild, hatte bereits mehrere Krankenhausaufenthalte hinter sich. Über den notwendigen Austausch seiner Zahnfüllungen wurde er von keinem Arzt aufgeklärt

Weitere hochtoxische Legierungsbestandteile von Amalgam sind **Kupfer, Silber und Zinn.** Zinn ist um den Faktor hundert giftiger als Quecksilber und kann zur Erblindung führen. In der „Deutschen Zeitschrift für biologische Zahnmedizin" (5/1989) wurde berichtet, daß allein in einem Zeitraum von zwei Jahren etwa 200 000 augenkranke Menschen in Deutschland aufgrund von Amalgambelastung behandelt werden mußten. Sehnerventzündung ist nach Daunderer immer toxisch bedingt.

Kupferbelastung kann Händezittern verursachen

Die Autorin selbst gehört zu den Amalgamgeschädigten. Sie litt früher jahrelang an Akne, Regelstörungen, Krampfzuständen und Händezittern, war hochgradig nervös und mußte ihre Mandeln opfern. In einer Universitätsklinik wurde ihr langjähriges Hautleiden mit Antibiotika-Salbenkuren behandelt, jedoch ohne Dauererfolg. Erst nachdem sie von ihren zahlreichen Amalgamfüllungen befreit war, verschwanden diese lästigen Symptome innerhalb eines Jahres. Die Autorin hat es sich zur Gewohnheit gemacht, bei Begegnungen mit pickelgesichtigen jungen Leuten diese anzusprechen und auf die tieferen Ursachen ihrer Pickel hinzuweisen. Und siehe da, bis heute ist ihr noch keiner begegnet, dessen Mund nicht mehr oder weniger mit Amalgamfüllungen belastet gewesen wäre. Bevor Hautkranke den Hautarzt aufsuchen und sich aufwendigen Schälkuren u. ä. unterziehen, sollten sie zunächst erst einmal den Zahnarzt konsultieren.

Immer wieder erleben wir es in unserer Praxis, daß chronisch Kranke, die viel Geld in kostspielige Kuren ohne den geringsten Erfolg investiert haben, noch Amalgamträger sind. Zur Amalgam-Toxität gibt es inzwischen über 1200 wissenschaftliche Arbeiten (Liste von Mats Hanson, Schweden).

Amalgamabfälle müssen „entsorgt" werden

Die Empfehlung unserer Gesundheitsbehörden, bei Schwangeren, Kindern und Nierenkranken auf das Einbringen dieses Füllmaterials zu verzichten, sowie die gesetzliche Verfügung, Amalgamabfälle der Zahnarztpraxen als Sondermüll zu entsorgen, sollte für jeden Amalgamträger höchste Alarmstufe signalisieren. In Rußland darf seit 1985 Amalgam nicht mehr verwendet werden. Mögen die Gesetzeshürden auch bei uns bald fallen und das totale Amalgamverbot folgen. Die volkswirtschaftlichen Schäden durch Amalgame lassen sich kaum in Zahlen ausdrükken, aber ganze Industrien sowie Nervenärzte, Hautärzte, Internisten und Orthopäden leben davon.

Es gibt viele verantwortungsbewußte Zahnärzte, die schon lange kein Amalgam mehr verwenden. Wenn Ihr Zahnarzt derartige Füllungen bagatellisiert, fragen Sie ihn, ob er sie in seinem Mund trägt; Sie werden kaum einen finden!

Der Münchner Toxikologe Dr. med. Max Daunderer hat einen entscheidenden Beitrag zur Erforschung der toxischen Belastung durch Quecksilber geleistet. An über 6000 Patienten konnte er krankhaft hohe Quecksilberkonzentrationen im Urin nachweisen, nachdem er zuvor einen Komplexbildner gespritzt hatte. Dieser mobilisierte das in Gehirn, Körperorganen und Fettgewebe abgelagerte Quecksilber, welches sich zuvor weder im Blut noch im Urin hatte nachweisen lassen. Das Blut ist ja nur Transportsystem und entledigt sich immer möglichst schnell der giftigen Schwermetalle und lagert sie in Depots ab. Die Bücher „Krank durch Amalgam- und was dann? von Ulrike Hofmann, Tel, 0 64 21 / 6 63 79 und „Die toxische Zeitbombe" von Dr. Sam Ziff und Prof. Dr. med. Thomas Till informieren über das Zell- und Nervengift Amalgam. Im letzteren Buch können Sie lesen: „Weder die *asiatische Cholera* noch die *Pocken,* noch irgendeine *Malaria-Krankheit,* richtet halb soviel Schaden an, wie durch diese Vergiftung verursacht wird."

Dazu ist zu bemerken: Nicht nur Quecksilber, sondern auch eine ganze Reihe anderer gefährlicher Gifte aus Nahrung und Umwelt wie Aluminium, Cadmium, Arsen, Blei, Dioxin und Formaldehyd führen zu einer schleichenden Vergiftung bis hin zur Zerstörung der Hirnzellen, der Nieren, der Leber und natürlich auch zur Volksseuche Krebs. Alle diese Gifte, die wir heute gezwungen sind in unserer modernen Welt aufzunehmen, sind die eigentlichen Verursacher der vielen schweren chronischen Krankheiten unseres Jahrhunderts.

Natürlich findet man auch Menschen, die sich trotz Amalgamfüllungen bester Gesundheit erfreuen. Der Körper reagiert unterschiedlich auf Gifte, bedingt durch sein Erbgut und seine Le-
bensweise. Wird vitalstoffhaltige, gesunde Nahrung bevorzugt, so
dauert es länger, bis die Abwehrmechanismen des Körpers versagen und der mit Giften gefüllte Topf sozusagen überläuft. Das
Blut eines gesunden Menschen enthält etwa fünfundsiebzig Mine-
ralien. Werden davon einige zu wenig aufgenommen, so nimmt
der Körper dafür andere, die sich ihm leicht anbieten, z. B. die
Schwermetalle Blei, Cadmium und Quecksilber sowie das radioaktive Jod, Caesium und Strontium aus Luft, Wasser und Nahrung vermehrt auf. Schon bei geringem Eisen- und Kalziumdefizit drängen sofort Gifte nach. Liegt in dieser Situation bereits
ein Herdgeschehen bei gleichzeitiger Amalgambelastung vor, so
kommt es in einundziebzig Prozent aller Fälle zu allergischen
Sensibilisierungen und Materialunverträglichkeitsreaktionen, wie
Sie in dem Buch „Gift im Mund" von Ernst Ebm erfahren. Darin
wird der erschütternde Leidensweg eines Amalgamopfers ge-
schildert.

Quecksilberhaltige Medikamente

Das Magazin „Öko-Test" (8/1989) deckte einen Skandal auf: In
361 Medikamenten, u. a. in Augentropfen, Rheumamitteln, Sal-
ben (toxisch wirksame quecksilberhaltige Mengen werden auch
von der Haut aufgenommen), in vielen *Impfstoffen* und *Desin-
fektionsmitteln* ist Quecksilber zur Konservierung der Produkte
enthalten. Das Risiko, sich auch auf diese Art Allergien und
Vergiftungen einzuhandeln, liegt auf der Hand.
Keine Allergie läßt sich verscheuchen, weder eine Milchallergie
noch irgendeine andere Allergie, sofern auch nur eine Belastung
mit Quecksilber oder einem anderen Schwermetall vorliegt.

Wie kann man sich vor solchen Medikamenten schützen?

Lesen Sie die Etiketten und Beipackzettel aufmerksam durch. Zu den quecksilberhaltigen Hilfsstoffen zählen: Thiomersal, natrium timerfona Hydrargaphen, Merbromin, Otimerat-Natrium, Mersalyl sowie Verbindungen, die Quecksilber mit Namen nennen. In „Öko-Test" sind alle Medikamente namentlich genannt, als Warnung für alle Medikamenten-Abhängigen.

Therapeutische Maßnahmen, um die in den Depots abgelagerten Gifte zur Ausscheidung zu bringen sind vor und unmittelbar nach der Zahnsanierung durchzuführen

Die Entfernung des Amalgams genügt in keinem Falle. Die Ausleitung der im Gewebe abgelagerten Gifte ist für die Regenerierung des Organismus unbedingte Voraussetzung. Im anderen Fall sind die Gifte im Körper noch nach Jahren wirksam. In achtzehn Jahren ist erst die Hälfte des abgelagerten Quecksilbers abgebaut. Allerdings muß dringend vor Zahnsanierungen während einer Schwangerschaft gewarnt werden, da bei einer Ausbohrung von Amalgam immer vermehrt Quecksilber ausgeschieden wird, bis zum Zehnfachen des Ausgangswertes, das den Fötus noch mehr belasten würde. Große Gefahr bildet auch das Aufbohren der Amalgamfüllungen mit dem Turbinenbohrer. Durch die entstehenden zentrifugalen Kräfte und die hohen Temperaturen am Schleifkörper, trotz Wasserkühlung, wird Amalgamdampf in das Gewebe getrieben und über die Atmung aufgenommen. Es empfiehlt sich darum das Aufbohren nach dem alten Verfahren mit Mikromotoren. Als guter Schutz vor einer Neuvergiftung hat sich Kofferdam bewährt. Mit einem Gummispanntuch wird der Abfluß von Quecksilber über die Mundhöhle während der Amalgamentfernung verhindert. Ein Restrisiko durch das Einatmen der Quecksilberdämpfe läßt sich trotz Kofferdam aber nicht vermeiden. Da dieses Verfahren zeit- und kostenaufwendiger ist, findet es bei den meisten Zahnärzten wenig Verwendung, zum gesundheitlichen Nachteil der Patienten. Daunderer hält die Anwendung von Kofferdam, besonders bei älteren und chronisch Kranken, für unverzichtbar.

Auch die Zahnärzte selbst und ihre Helferinnen zählen zu den Opfern der Amalgamvergiftung. Durch das ständige Einatmen des Quecksilberstaubes sind sie besonders gefährdet. Schwedische Wissenschaftler stellten ein vierzigmal höhere Quecksilberbelastung in der Hirnanhangdrüse von Zahnärzten fest, als es in anderen Berufen der Fall war.

Zur Ausleitung von Schwermetallen aus den Depots nach der Zahnsanierung bieten sich verschiedene Möglichkeiten an. An erster Stelle ist das Spezial-Medikament *„Dimaval"* (von Daunderer empfohlen), *ein sogenannter Komplexbildner mit dem Inhaltsstoff DMPS, einer Schwefelverbindung*, zu nennen. Dimaval bindet Giftstoffe, die über die Nieren zur Ausscheidung gelangen und dann im Harn gemessen werden können. Auf diesem Wege können nicht nur Quecksilber, sondern auch noch eine ganze Reihe anderer Schwermetalle wie Zinn, Kupfer, Arsen, Blei, Cadmium, Nickel u. a. ausgeleitet werden. Das bedeutet eine echte Chance für Problemkranke im weitesten Sinne. So konnte Frau Prof. Dr. med. Ingrid Gerhard von der Universitäts-Frauenklink Heidelberg vielen Frauen, die infolge hoher Belastung mit Schwermetallen kinderlos blieben, mit Dimaval zu einer Schwangerschaft verhelfen. Dimaval wird intravenös gespritzt oder als Kapsel (oral) verabreicht. Letztere sind in ihrer Wirkung allerdings etwas schwächer, da die Ausscheidung der Schwermetalle über den Stuhl abläuft. Die Gefahr von Nebenwirkungen ist aber entsprechend geringer. Nach Ausleitung der Gifte ist eine Überprüfung der Harnwerte erforderlich, um gegebenenfalls die Therapie zu wiederholen. Dimaval hat allerdings bei Mehrfachgebrauch eine hohe Allergisierungsrate aufzuweisen. Muß Dimaval längerfristig genommen werden, schwemmt es gleichzeitig wichtige Mineralstoffe mit aus. Sie müssen durch eine reichhaltige

Frischkost während der Kur ersetzt werden. Dem Buch „Amalgam" kann man weitere, wertvolle Therapievorschläge entnehmen:

Biologische Ausleitung von Quecksilber
Entgiftung durch Heilfasten

Eine alte Heilmethode zur gründlichen Entschlackung des Körpers bietet eine Fastenkur. Säuren und Gifte, die an Eiweiß und Fette gebunden sind, werden hierbei ausgeschieden, und die mit Schwermetallen gefüllten Depots werden ebenfalls zuverlässig entleert. Auf diese Weise lassen sich auch die meisten allergischen Krankheitserscheinungen innerhalb von wenigen Fastentagen zum Verschwinden bringen. Lassen Sie sich von einem erfahrenen Fastenarzt beraten.

Sanfte Ausleitungsmethoden mit den verschiedensten naturheilkundlichen Medikamenten und Methoden

Von den verschiedenen Methoden hat z. B. *die homöopathische Ausleitung der Gifte* (Nosodenbehandlung) schöne Erfolge zu verbuchen. So wird etwa Quecksilber durch Merkurius Solubilis von Pascoe ausgeleitet.

Entgiftung durch eine Knoblauchkur

Unser großer Freund der Gesundheit ist der vitalstoffhaltige Knoblauch. Er enthält Aminosäuren, Schwefelverbindungen, die Vitamine A, B, C und ist reich an den wertvollen Spurenelementen Germanium und Selen. Durch die entgiftende Wirkung von Selen können Blei, Quecksilber und Kadmium zur Ausscheidung gebracht werden. Selen stärkt auch die Immunkraft und trägt zur Antikörper- und Enzymbildung bei. Nach dem Bericht von Dr. med. Nikolaus Weger, Inning, im Ärztemagazin „Selecta" können sich sogar Hoden- und Hirnschäden, durch Schwermetalle verursacht, bei einer täglichen Gabe von vier Gramm der *frischen* Zehe zurückbilden. Dieser Effekt wird besonders durch

Knoblauch von selenhaltigen Böden erzielt. Kaufen Sie darum ökologisch gezogene Knollen aus den Reform- und Naturkostläden, die meist noch genügend Selen enthalten. Der Wirkstoffgehalt von frischem Knoblauch kann bis zum 13fachen höher sein.

Wie sich Geruchsbelästigungen vermeiden lassen

Durch das Kauen auf frischer Petersilie oder auf Fenchel- oder Kardamomsamen (Lebkuchengewürz) nach dem Essen wird der störende Geruch der Zehe sich kaum mehr bemerkbar machen. Ein anderes bewährtes Rezept: Nehmen Sie den fein zerdrückten Knoblauch, mit einem schluckgerechten Bissen Ihrer Mahlzeit vermischt, und schlucken Sie alles, ohne zu kauen, sofort hinunter. Auch das Chlorophyll der grünen Salate vermag den Knoblauchgeruch zuverlässig zu binden. Deshalb gibt es unter den Vegetariern und überwiegend Gemüseessern so gut wie keine unerwünschten Düfte nach Knoblauchverzehr.

Ausschwemmung der Schwermetalle durch Vitamine und Mineralstoffe

Besonders Vitamin C und Zink können die Ausscheidung von Giften hervorragend unterstützen. Das „natürliche" Vitamin C aus der Acerolakirsche ist der oft weniger verträglichen Ascorbinsäure vorzuziehen. Sehr effektvoll ist die Kombination Vitamin C mit Zink (Zink-Orotat). Zinkmangelerscheinungen sind weit verbreitet. Bei Amalgambelastungen wird Zink vom Körper bedeutend schlechter aufgenommen, desgleichen bei Penicillinbelastung. Achtzig Prozent der Bevölkerung sind bereits penicillingeschädigt.

Welche Möglichkeiten haben wir, eine erhöhte Schwermetallbelastung festzustellen?

Da ist zuerst der Nachweis mit dem *Speicheltest* zu nennen. Sie dürfen dazu zwei Stunden vorher nichts essen, trinken ist erlaubt.

Sie nehmen zwei Plastikröhrchen und füllen in eines etwas von Ihrem Speichel. Nun kauen Sie 10 Minuten lang auf einem zuckerfreien Kaugummi, spucken den in dieser Zeit gewonnenen Speichel in das zweite Plastikröhrchen und schicken beide Speichelproben über Ihren Zahnarzt zur Analyse an ein Speziallabor. Die Ausgangswerte des Quecksilbers, die durchschnittlich 4,9 Mikrogramm betragen, sind im zweitem Speichel meist auf ca. 20 bis 50 Mikrogramm erhöht, im Extremfall sogar bis zum Hundertfachen, laut Aussagen der Ärzte für Labormedizin Dr. Schiwara u. a., in Bremen. Liegt der Speichelwert über 5 Mikrogramm, sollte nach Dr. Daunderer in jedem Fall ein Austausch der Amalgamfüllungen erfolgen. **Nach unserer Trinkwasserverordnung darf der höchst zulässige Quecksilberwert pro Liter nur 1,0 Mikrogramm betragen!**

Ratsuchende wenden sich bitte an den Bundesverband der niedergelassenen naturheilkundlichen Zahnärzte (BNZ), Mühlenweg 1–3, Köln/Rodenkirchen. Dort erfahren Sie Adressen von biologisch praktizierenden Zahnärzten, die u.a. auch den Speicheltest machen.

Der DMPS-Mobilisationstest

Neben dem Speicheltest gibt es noch den Test mit dem bereits beschriebenen Medikament Dimaval. Dieses wird vom Arzt intravenös gespritzt, und kurze Zeit später werden die aus Kopf und Organen ausgeschwemmten Schwermetalle im Harn gemessen. Sie können bis zum Fünfzigfachen des Wertes aufweisen, der Vergiftungen auslösen kann.

Die Elektroakupunktur-Diagnose nach Voll (EAV) und die bioelektronische Funktionsdiagnostik (BFD-Test) sind weitere zuverlässige Testmethoden.

Warum eigentlich Amalgame?

Für Zahnfüllungen finden die verschiedensten Materialien von unterschiedlicher Qualität und Preisklasse Verwendung. Amalgame sind am preiswertesten, sie sind leicht zu verarbeiten und weisen dazu einen hohen Grad an Festigkeit auf. Darum werden sie auch vorzugsweise für Backenzähne verwendet. Dagegen erfordert die Installierung einer Goldgußfüllung (Goldinlay) höchste Präzisionsarbeit, soll die Füllung nicht nach kurzer Zeit wieder herausfallen. Hierfür muß der Zahnarzt ein Vielfaches an Zeit aufwenden gegenüber einer plastischen Füllung, was sich natürlich im Preis niederschlägt. Aus diesem Grunde haben sich die Amalgame den Markt erobert und werden von den Zahnärzten gerne verarbeitet. Aber das Material altert verhältnismäßig rasch. Bereits nach wenigen Jahren beginnen sich an den Amalgamen Korrosionsschäden zu zeigen. Die zunächst silbergraue Farbe weicht einer häßlichen schwarzen Farbe. Je schwärzer die Amalgamfüllung, um so größer die Korrosion und um so höher die Wahrscheinlichkeit einer Amalgamintoxikation. Schlechte Mundpflege, unsachgemäße Verarbeitung, Zahnsteinbildung und nicht zuletzt die Übersäuerung des Mundmilieus beschleunigen die Zersetzung der Amalgame.

Welche Zahnfüllungen?
Hochwertige Goldlegierungen oder Spargold?

Ist das Gebiß noch einigermaßien intakt, dann ist eine Goldguß füllung (Goldinlay) die beste und schonendste Lösung und zerstört nicht, wie bei einer Überkronung die noch gesunde Zahnsub stanz.

Wenn Metalle zur Zahnsanierung gebraucht werden, sind nur hochwertige Goldlegierungen zu empfehlen. Sie bieten die Garantie für eine längerfristige, störfreie Zahngesundheit und wirken nicht toxisch wie die billigen, unedlen Metalle. Besonders für Backenzähne, die einem hohen Kaudruck ausgesetzt sind, ist gutes Gold mit seinem minimalen Verschleiß die optimale Alternative. Wegen der Kosteneinsparung wird von den gesetzlichen Krankenkassen die Installation von Gold mit einem geringeren Goldanteil und einem dafür höheren an unedlen Metallen empfohlen. Wie die Praxis aber mittlerweile gezeigt hat, geht man mit dem „Spargold" ein neues gesundheitliches Risiko ein. Die verschiedenen Legierungsbestandteile, wie z. B. Indium, Iridium, Kobalt (radioaktives Material), Palladium, Kadmium, Nickel, können Organe, Gewebe und Knochen schwer angreifen. Allein sechzehn Prozent der Hautallergiker sind gegen Nickel allergisch! In einer Goldkrone könne bis zu zehn verschiedene Metalle verarbeitet sein, und die ganze Palette der verwendeten Legierungsbestandteile ist bereits bei siebenhundert angelangt! Besonders Palladium erzeugt im Mund eine hohe Spannung und kann durch seine toxische Wirkung bei Dauerbelastung allergische Reaktionen auslösen und zu Organ- und Nervenerkrankungen bis hin zu Krebs führen (vgl. den Bericht „Krank durch Zahnkronen?" von Dr. med. Elif Karkalis, Oppenheim in „Der Naturarzt" 9/1992.

Jeder kann diesen Angriffen auf seine Gesundheit nur entgehen, wenn er von seinem Zahnarzt für seine Zahnkronen, Brücken oder Inlays 20 bis 22 karätiges Gold verlangt und sich über die Legierungsbestandteile genauestens informiert zwecks später eventuell zu behandelnder Allergien und anderen Krankheiten. Empfehlenswert sind Legierungen aus 90% Gold und 10% Platin.

Erfreuliche Nachrichten aus der Presse (Mai 93): Ab sofort dürfen Zahnärzte keine Legierungen, die Palladium; Kupfer, Beryllium oder Blei enthalten, mehr verwenden.

Amalgam ist oft unsichtbar

Viele Zahnärzte, auch die sogenannten Star-Zahnärzte, die ihren Patienten beste Technik liefern, verarbeiten unter den oft kostspieligen Brücken und Inlays aus Gold noch Amalgame oder versäumen es, ältere Reste vorher herauszunehmen. Eine oberflächliche Untersuchung wird dann keinen Befund bringen, da das Amalgam ja unsichtbar ist. Erst die Entfernung einer solchen Krone weist auf die Ursache so mancher therapieresistenten Leiden hin, wie es auch bei der Verfasserin der Fall war.

Gold und Amalgam im Mund benachbart erhöhen die Toxizität um ein Vielfaches!

Es entstehen hohe Spannungen. In diesem Fall wird das Quecksilber besonders schnell aus den Plomben herausgelöst und gelangt über die Nervenbahnen ins Gehirn mit oft verheerenden Wirkungen auf den gesamten Organismus. Dadurch werden pathogene Keime begünstigt, die Entzündungen, mehr Zahnsteinbildung und Parodontose zur Folge haben.

Kunststoff-Füllungen

Neben Goldlegierungen, sind Füllungen aus Kunststoff (Composit) zu nennen. Das Matrial aus verschiedenen Kunststoffen verarbeitet, ist in seiner weißen Farbe kaum von den natürlichen Zähnen zu unterscheiden. Seine Festigkeit übertrifft noch die der Amalgamfüllungen, aber infolge seiner Sprödigkeit eignet es sich nur für kleinere Füllungen in Front- und Eckzähnen, auf keinen Fall bei dem hohen Kaudruck der Backenzähne für den Seitenzahnbereich. Zudem schrumpfen Kunststoff-Füllungen mit der Zeit, es kommt zur Spaltbildung und damit zum neuen Kariesbefall. Nach wenigen Jahren müssen sie ausgewechselt werden. Kunststoff-Inlays (Gußeinlagen) weisen dagegen eine längere Haltbarkeit auf. In ihrer Zusammensetzung, Verarbeitung und Verträglichkeit gibt es bei Kunststoffen große Unterschiede. Nicht selten können die Plastik-Kleber auch Allergien auslösen, ebenfalls bei der Verarbeitung von Keramik!

Titan – das Gebißmaterial der Zukunft

Das Metall Titan ist kein unbekannter Stoff. Es wird u.a. zur Veredelung von Stahl, zur Herstellung von Brillengestellen, künstlichen Hüftgelenken und medizinischer Instrumente, besonders für die Mikrochirurgie verwendet. Auch in der Zahnmedizin hat sich Titan als eine hoffnungsvolle Alternative zu den bekannten umstrittenen Zahnmaterialien erwiesen. Infolge seines hohen Schmelzpunktes von 1690 ist die Verarbeitung von Titan bisher noch schwierig, aber eine in Japan entwickelte Gießmethode hat die ersten Hürden überwunden und auch bei uns seinen Einsatz ermöglicht. Reines Titan eignet sich besonders gut als Werkstoff für Zahn-Implantate. Kein anderer wie dieser Stoff, zeichnet sich durch so eine hervorragende Knocheneinheilung aus. Eine Wende in der Zahnmedizin durch Verarbeitung von diesem erprobten, dauerhaften und korrosionsbeständigen und noch dazu preiswerten Material zeichnet sich ab. Es wird von den Krankenkassen auch bezuschußt. Es gibt bereits viele Zahnärzte, die mit dieser neuen Technik vertraut sind und die dazu erforderlichen teuren Geräte zur Verarbeitung von Titan besitzen.

Glaskeramik

Ein Zahnmaterial, das farblich vom eigenen Zahn nicht unterschieden werden kann, beginnt sich lanqsam den Markt zu erobern: Glaskeramik. Dies ist ein aus der Raumfahrttechnik und der amerikanischen Glaskeramik-Kochtopf-Industrie wohlbekannter Stoff. Seit vielen Jahren bereits ist die Glaskeramik in Amerika auch in der Zahnheilkunde erprobt und hat sich als ideales Zahn- und Kronenmaterial erwiesen, das den natürlichen Eigenschaften des Zahnes entspricht, was Festigkeit, Verträglichkeit (keine Strombildung und kein Metallgeschmack im Mund) betrifft. Zahnbrücken aus Glaskeramik lassen sich jedoch nur im Frontalbereich, nicht aber wegen der Bruchgefahr im Seitenzahnbereich mit Erfolg installieren. Hier ist Gold mit Abstand z.Zt.

noch das beste Material. Keramik-Füllungen müssen gebrannt werden. Die Herstellungskosten von diesem Material liegen noch weit über denen Von Goldarbeiten, da die Installation ein Vielfaches an Zeit beansprucht. Zudem wird gewiß noch geraume Zeit vergehen, bis die Technik von allen Zahnärzten beherrscht wird. Die vor einigen Jahren auf den Markt gekommene Inceram-Technik kann kann schon Vollkeramik-Brücken im Seitenzahnbereich anbieten, vielleicht auch ein gangbarer Weg.

Wer soll das bezahlen?

Die finanziellen Belastungen, die einen notwendigen Austausch der Zahnmetalle erforderlich macht, ist von vielen Betroffenen nicht oder nur unter größten Opfern zu verkraften. „Das kann ich nicht bezahlen" ist der häufigste Einwand. Bitte resignieren Sie nicht vorzeitig! Aus kostenrechtlichen Gründen ist es nützlich, *vor der Zahnsanierung* einen Speichel- oder Dimavaltest machen zu lassen. Die Kosten dafür sind von dem Patienten zu tragen. Der Speicheltest kostet ca. DM 300,–. Bei Nachweis einer erhöhten Quecksilberbelastung, die mit hoher Wahrscheinlichkeit im Zusammenhang mit einer Krankheit gesehen werden muß, übernehmen die Krankenkassen in manchen Fällen schon 100% der Sanierungskosten mit Gold oder im Rahmen der gesetzlichen Möglichkeiten (60%). So hat auch jeder Allergiker Anspruch auf volle Kostenerstattung, wenn der Allergietest beim Hautarzt positiv ausfällt. Besteht keine Quecksilberallergie, schließt dies aber nicht aus, daß der Körper aufgrund einer Quecksilberbelastung eine Allergiebereitschaft gegen Nahrungsmittel entwickelt.

In den Fällen, in denen die Betroffenen den Rechtsweg eingeschlagen haben, um gegebenenfalls ihre Forderungen durchzusetzen, hat die Krankenkasse die Sanierungskosten anstandslos bezahlt. Übrigens gewähren die Krankenkassen für jede Gold- oder Keramikfüllung einen Zuschuß, allerdings nur zu den Sätzen, die für Amalgam- oder Kunststoff-Füllungen gezahlt werden. Sprechen Sie mit Ihrer Krankenkasse und verzichten Sie lieber auf eine Kur oder einen geplanten Urlaub zugunsten einer dauerhaften Zahnsanierung.

Die Folgekosten für Krankenkassen, wenn sie eine Kostenerstattung einer Amalgamsanierung verweigern, sind meist gravierend: Kuren, unnötige Arztbehandlungen und die Endstation Krankenhaus..

Vorsorge beginnt in der Kindheit

Unsere Zahnmedizin liefert das anschaulichste Beispiel für die Schwierigkeit, ein biologisches Problem mit technischen Mitteln zu lösen. Will man nicht zu den Verlierern zählen, so gilt es, durch Eigeninitiative der Karies schon in den Anfängen zu begegnen. Hat ein Kind den ersten kariösen Zahn, wird es Zeit, daß die Eltern den Ernährungsplan der ganzen Familie korrigieren. Auch kranke Milchzähne wirken sich bereits schädigend auf das bleibende Gebiß aus. Karies läßt sich bei richtiger Ernährung völlig umgehen. Gewöhnt man seine Kinder von vornherein an Vollkornprodukte, Rohkostsalate und frisches Obst, sichert man ihnen ein einwandfreies Gebiß. Daß dazu noch eine gewissenhafte Zahnpflege gehört, versteht sich von selbst. Außerdem finden solchermaßen ernährte Menschen an Weißmehlerzeugnissen und Süßigkeiten meist keinen Geschmack mehr. Das wäre dann eine echte Vorsorge. Zahnschäden signalisieren immer ein Defizit an wichtigen Aufbaustoffen und sind die Vorboten für oft erst nach Jahren auftretende Krankheiten.

Anhang II

Die große Bedeutung des Vitamin E (Tocopherol) beim Hautstoffwechsel – eine hilfreiche Ergänzung zur Narbenbehandlung

Die bekannte amerikanische Bio-Chemikerin Adele Davis berichtet in ihrem hochinteressanten Buch „Jeder kann gesund sein" über schier wunderbare Heilerfolge bei der Behandlung von Narben durch Vitamin E. So zeigte ein junges Mädchen, das bei einem Autounfall zahlreiche Schnittwunden im Gesicht erlitten hatte, durch Verabreichung von Vitamin E schon nach einigen Wochen wieder eine glatte Gesichtshaut, obwohl man mit langwierigen Eingriffen der plastischen Chirurgie gerechnet hatte. – Einer über achtzigjährigen Patientin von mir mußte ein neuer Herzschrittmacher eingesetzt werden. Noch nie hatten die Ärzte eine so schnelle Wundheilung erlebt, wahrscheinlich das Ergebnis der Einnahme von Vitamin E vor und nach dem Eingriff. Wie ist so eine erstaunliche Wirkung zu erklären?
Vitamin E kommt eine herausragende Bedeutung bei der Verwertung von Sauerstoff in unserem Organismus zu. Es besitzt eine regulierende Wirkung auf den Hautstoffwechsel und hält sozusagen den Sauerstoffbedarf auf Sparflamme, der bei Vitamin-E-Mangel gewaltig ansteigt. Narben können sich nur bei Sauerstoffmangel bilden, wenn durch Verletzungen oder Eingriffe Blutgefäße beschädigt werden, wodurch die Sauerstoffzufuhr herabgesetzt wird. Hier kann Vitamin E den Sauerstoffbedarf des Bindegewebes auf ein Mindestmaß beschränken; unter diesen Bedingungen können Wunden dann glatt verheilen und vorhandene Narben nach einiger Zeit oft ganz verschwinden. Selbst großflächige Narben nach Weichteilverletzungen oder Verbrennungen, oder diejenigen nach Röntgenverbrennungen können

nach Davis bei rechtzeitiger Einnahme von Vitamin E dann meist problem- und schmerzlos abheilen.

Der Heilungsprozeß wird enorm beschleunigt, wenn man die verbrannten Hautstellen zusätzlich täglich mit Weizenkeimöl beträufelt. Nicht nur bei äußeren, sichtbaren Narben, ebenso bei der Dupuytrenschen Kontraktur (Narbenbildung an den Händen), sondern auch bei innerer Narbenbildung an Herzklappen nach Herzmuskelentzündung oder bei Verwachsungen im Unterleib ist die Einnahme von Vitamin E von hohem Nutzen.

Gehören Sie zu den wenigen Menschen, die einen ausgezeichneten Vitalstoffhaushalt haben (nach Schätzungen sind es nur noch fünf Prozent der Bevölkerung), wird sich Ihre Narbe meist sehr viel schneller zurückbilden. Auf alle Fälle können Vitamin-E-Gaben den Heilungsverlauf vor und nach einer Operation positiv beeinflussen und dem APM-Therapeuten seine Arbeit erleichtern.

Aber das Vitamin E ist nicht nur bei der Narbenbehandlung erfolgreich einzusetzen, sondern es bringt auch eine Vielzahl anderer positiver Effekte für die Haut. Bei rechtzeitiger Einnahme ist es ein hochwirksamer Sonnenschutz; die Haut ist dann nämlich gegen die UV-Strahlen weniger empfindlich. Bei Sonnenbrand wird die Schmerzempfindlichkeit herabgesetzt und eine schnelle Abheilung garantiert. Und schließlich kann man die unangenehmen Herpesbläschen an den Lippen mit Vitamin E im Zaum halten: ein Rezept für einen ungetrübten Urlaub.

Sowohl bei der älteren als auch bei der jüngeren Generation kommt diesem Vitamin ganz allgemein eine Bedeutung bei der Hauterneuerung und Hautpflege zu. Das Geheimnis der schönen und glatten Haut vieler Fotomodelle liegt zum großen Teil in der Kosmetik von „innen" begründet, d. h. in der vermehrten Zuführung von Vitamin E, denn dieses kann in kurzer Zeit die Zellhülle durchdringen und somit eine Zellerneuerung begünstigen. Eine schlaffe, müde Gesichtshaut vermag sich wieder zu regenerieren und eine Frau wieder attraktiv und begehrenswert machen, ohne teure Kosmetika.

Muskelschwäche, Blutarmut, Schilddrüsen-, Hypophysen-, Nebennierenstörungen, Kinderlosigkeit sowie die unschönen braunen Altersflecken auf Handrücken und Unterarmen weisen immer auf einen niedrigen Vitamin-E-Spiegel hin. Früh- und Fehlgeburten sind in diesem Fall vorprogrammiert. Durch rechtzeitige Einnahme von Vitamin E, auch *Fruchtbarkeits-Vitamin* genannt, lassen sich Komplikationen bei der Geburt auf ein Minimum beschränken.

Die Vitamin-E-Trümpfe sind aber noch lange nicht ausgespielt. Besonders zu erwähnen ist die *entgiftende Eigenschaft* von Vitamin E durch seine Fähigkeit, freie Radikale zu vernichten. Das sind aggressive atomare Sauerstoffverbindungen. Sie nimmt der Mensch über Umweltgifte wie radioaktive Luft, Röntgen- oder Kobaltstrahlen, mit Giften belastete Lebensmittel und Getränke, über Smog, Ozon, Zigarettenrauch, Pharmaka oder auch über giftige Metalle z. B. in den Zahnfüllungen auf. Auch im Stoffwechsel selbst können sich freie Radikale bilden, die aber weniger gefährlich sind. Bei allen Krankheiten mit hoher toxischer Belastung, wie bei entzündlichen rheumatischen Erkrankungen, bei Krebs und bei allen chronischen Krankheiten, treiben die freien Radikalen ihr Unwesen. Sie können sich verheerend auf das Immunsystem auswirken oder im schlimmsten Fall genetische Schäden verursachen. Hier hat sich nun das Vitamin E, neben dem Vitamin C und dem Provitamin A als Radikalenfänger bewährt. Es hat die Fähigkeit, die Zellen vor den unheilvollen Angriffen der freien Radikalen zu schützen und ihre Gifte abzubauen.
Und nicht zuletzt wirkt das Wunder-Vitamin durch seine *entzündungshemmende Eigenschaft*. Mit oft durchschlagendem Erfolg werden entzündliche Erkrankungen der Venen behandelt. Selbst langjährige Krampfadern können sich manchmal wieder zurückbilden (Davis). Als sinnvolle Ergänzung zur Vitamin-E-

Einnahme hat sich eine ausgewogenen Vollwert-Ernährung be-währt, wobei pflanzliche Nahrungsmittel zu bevorzugen sind, die möglichst aus kontrolliert biologisch gedüngten Kulturen stam-men sollten.

Natürliche Vitamin-E-Quellen

Die wichtigsten davon sind alle Getreideprodukte aus dem gan-zen Korn, auch Reis, Mais, Sojabohnen, Ölfrüchte (Nüsse), kalt-geschlagene Speiseöle, besonders das Sonnenblumenöl, Weizen- und Maiskeimöl sowie grünes Gemüse. Der Verlust an Vitamin E bei Tiefkühlkost ist zum Teil gravierend.

Vitamin-E-Präparate

Man unterscheidet zwischen dem „natürlichen" Vitamin E, aus Weizen- oder Sojakeimöl hergestellt, und dem synthetischen aus Erdöl. Die Keimöle haben eine höhere biologische Wirksamkeit als das aus Erdöl hergestellte, welche nur zu fünfzig Prozent vom Körper verwertet werden kann. Die Keimöle kommen unter der Bezeichnung „natürliches" Vitamin E oder Weizenkeimöl oder d-alpha-Tocopherol in den Handel.
Das synthetische Vitamin-E-Präparat ist mit „dl-alpha-Tocophe-rol" gekennzeichnet oder einfach nur mit Vitamin E benannt. Darum aufgepaßt, ob das d ohne oder mit „l" auf dem Etikett an-gegeben ist. Große Unterschiede gibt es in der Qualität der Wei-zenkeimöle.

Da das fettlösliche Vitamin E nur in Verbindung mit Fetten vom Körper verwertet werden kann, ist es zu einer fetthaltigen Mahl-zeit einzunehmen.

Wer mehr über Vitamin E wissen will, lese das anregende Buch „Sonnenschein für die Zelle" von Maria-Elisabeth Lange-Ernst oder das Büchlein „Vitamin E, Vitalität aus der Natur" von Leonard Mervyn.

Bauchspiegelungen sind nicht harmlos

Nach Fertigstellung dieses Buches wurde den Autoren noch ein markanter Fall bekannt, den wir zur Abrundung unserer Aussagen den Lesern nicht vorenthalten möchten, zumal hier die Patientin selbst zu Worte kommt.

Frau Christel Lange aus Kiel schreibt im Naturarzt 6/93 folgenden Bericht „Chronisch schmerzkrank":

„Unsere Selbsthilfegruppe chronisch schmerzkranker Frauen nach Bauchspiegelung (Pelviskopie, Laparoskopie, Endoskopie) wurde im Herbst 1990 gegründet. Wir stellen uns die Frage, wird die Bauchspiegelung bei Frauen zu oft, zu voreilig und zu häufig unnötig gemacht? Nach unseren Selbsterfahrungswerten kam es meistens schon nach der ersten Bauchspiegelung zu chronischen Schmerzen, so daß dann immer wieder neue Eingriffe, auch ein Bauchschnitt, zur Beseitigung von Verwachsungen oder sogar die Entfernung der Gebärmutter erforderlich wurden. Es scheint eine Tatsache zu sein, daß Bauchspiegelungen erhebliche Verwachsungen im Bauchraum verursachen. Viele Frauen, die eine Bauchspiegelung hinter sich haben, leiden unter starken Verdauungsstörungen mit erheblichem Blähbauch. Sie klagen über starke Schmerzen in Unterleib, Bauch, Becken, Rücken, den Leisten und den Beinen. Die meisten Frauen können schlecht gehen, sitzen und stehen. Sie fühlen sich stark leistungsgemindert und chronisch müde. In den ersten Jahren nach der Bauchspiegelung kommt es zum Gewichtsverlust, während etwa acht bis zehn Jahre danach Gewichtszunahme eintritt. Durch die ,chronische Schmerzkrankheit' werden Frauen depressiv und kontaktscheu. Wir sind der Ansicht, daß wir nicht so krank zu sein bräuchten

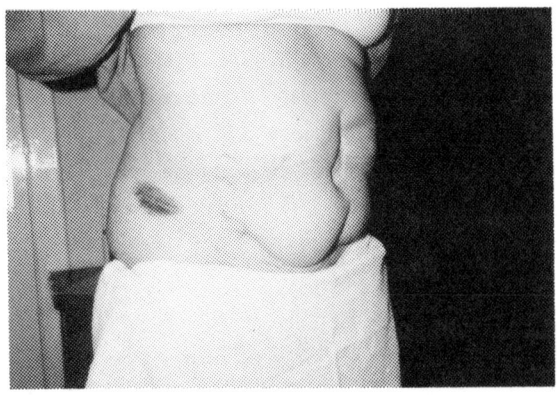

und wünschen uns mehr Verständnis von Ärzten, Gesundheits-
politikern und Krankenkassen. Wir stellen uns immer wieder die
Frage: Ist die Pelviskopie wirklich eine ausgereifte Methode? Bisher haben Verantwortliche vermieden, sich zu diesem Problem zu
stellen."
Bei der Bauchspiegelung werden in den Bauch 4–9 Liter Kohlendioxyd eingeblasen (höchste zulässige Menge 3 1/2 Liter!),
damit dieser aufgetrieben wird, um eine gute Sicht im Bauchraum
zu ermöglichen. Der gefeierte Erfinder dieses operationslosen
Verfahrens und Hersteller von Endoskopen, Prof. Semm, Kiel,
vertritt zwar die Ansicht, daß das ganze Kohlendioxyd über die
Lunge wieder ausgeatmet wird, aber so einfach liegen die Dinge
nicht. Das Basen-Säuregleichgewicht ist schlagartig gestört und,
nach Bericht von Kurt Langbein in „Die Woche" vom 22. 4. 93,
sind Bauchspiegelungen mit einem hohen Gefahrenpotential belastet. Die Risiken sind besonders groß, wenn es sich um Jugend-
liche und schlanke Menschen handelt und diese Operationen von
keinem erfahrenen Chirurgen ausgeführt werden. **Durch das
Einschieben von scharfen Röhren, um die Operationsgeräte
und die Videokameras in den Bauch zu transportieren, können
Blutgefäße zerreißen und Organe verletzt werden mit nachfolgenden Blutungen** und Entzündungen bis hin zu Gehirn- und

Nierenschädigungen. Beim Verschweißen der Gewebe mit Strom können außerdem unerwünschte Kriechströme auftreten, die gesundes Gewebe mit zerstören und zu Infektionen führen können. Auf keinen Fall sind Bauchspiegelungen als harmlos einzustufen, wie auch der obige Bericht deutlich macht. Die Narben nach solchen Eingriffen sind ein dankbares Betätigungsfeld für APM-Therapeuten.

Bericht über endoskopische Untersuchungen im 1. Fernsehen
13. 2. 95
Alarmierendes hohes Infektionsrisiko. Die Endoskope lassen sich nur schwer reinigen, zu enge Kanäle. 8 Millionen Untersuchungen im Jahr, die Hälfte der Endoskope sind nicht keimfrei und mit Keimen infiziert, Blut im Schleim, Schimmelpilze gelangen in das Endoskop; diese lassen sich nur schwer durchspülen. Die Hygiene wurde bisher bei der Reinigung, sehr vernachlässigt.

Dr. med. Alexander Rosendorff

Neue Erkenntnisse in der Naturheilbehandlung

Aus fünfzigjähriger Praxis

10. Auflage, 160 Seiten, gebunden

In diesem Buch zeigt der Arzt Dr. Rosendorff, wie man vorbeugend seine Gesundheit erhält und – für den Kranken – wie man wieder gesund werden kann. „Da findet sich auf knappem Raum in klarer Sprache und Darstellung das Beste aller Naturheilrichtungen zu praktischem Gebrauch dargeboten. Für Kranke ist der zweite Teil des Buches besonders wichtig. Da zeigt dieser geniale Naturarzt durch Beispiele erstaunliche Erfolge, wie er sein Wissen und Können bei verschiedensten Krankheiten anwendet. Es seien erwähnt: Grippe, Kinderlähmung, Augenleiden, Epilepsie, multiple Sklerose, Herz, Tuberkulose, Rheuma, Ansteckungen, Zuckerkrankheiten, Leber- und Gallenleiden, Krebs" (Werner Zimmermann). „Seine Heilmethode ist denkbar einfach" (Pressestimme). „Das Buch ist einfach großartig" (Leserstimme).

Heilung und Gesundheitspflege

Textauswahl aus den Werken Jakob Lorber u. a.
mit einem Vorwort von Dr. med. Erich Heinze

2., neu bearbeitete und erweiterte Auflage

240 Seiten, gebunden

Eine übersichtliche Zusammenstellung der durch den Herrn selbst gegebenen Ratschläge für die Heilung und Gesunderhaltung unseres Leibes und unserer Seele. Eine geistig begründete, naturgemäß einfache, von allen einseitigen Extremen und Äußerlichkeiten entfernte Heilkunde und Gesundheitslehre.

TURM -VERLAG – 74308 BIETIGHEIM – POSTFACH 18 51